ちくま文庫

病める母親とその子どもたち

シック・マザーを乗り越える

岡田尊司

筑摩書房

目次

はじめに 13

第一章 シック・マザーとは何か 17

「太陽みたいなお母さんでいてほしかった」／子どもを問題にするだけでは終わらない／必要性を増すシック・マザーの視点／シック・マザーが増える背景／シック・マザーに多い基礎疾患・障害／時期による影響の違い／シック・マザーを母親にもつということ／母親を責めるためではなく母親も救われるために／ある個人的な事情

第二章 シック・マザーの問題はどう理解されてきたか 45

ウィニコット以前／ウィニコットの貢献／妹の首を絞める少年／ボウルビィ

の貢献　愛情剝奪から愛着理論へ／虐待、ネグレクトとの関係／三分の一の子どもが不安定型愛着を示す／縦断研究で明らかとなった広範囲な影響／疾患ごとの視点からシック・マザーという視点へ

第三章　シック・マザーと不安定型愛着　69

なぜ親子関係がうまくいかないのか／うつのときは子どもに対して愛情がわきにくい／スキンシップがないと生きていけない子ども／子どもは常に親の反応を必要としている／甘やかしてはいけないという思い込み／過保護も愛着を歪める／臨界期の存在／下の子どもほど深刻な影響を受けやすい／三人の子どもの母親、Yさんのケース／時期によって、性質の異なる臨界期がある／愛着のタイプ／養育者の関わり方が愛着パターンを決める／混乱を自らコントロールしようとする子ども／さまざまな問題行動の背後にある不安定型愛着／遺伝要因と育てにくい気質／同じ遺伝子が有利にも不利にも働く／不安の強い気質とセロトニン・トランスポーター遺伝子／大人の「愛着障害」

第四章　シック・マザーと子どもの発達　111

シック・マザーとADHD／発達障害と紛らわしい場合も／幼い頃ほど発達への影響が大／主体性をもち始めた頃、虐待も起きやすい／言語的発達、社会的発達への影響／自閉症が疑われたケースも／発達障害が疑われた女性のケース／反応の乏しさは人間関係を遠ざける／シック・マザーと子どもの不適応

第五章　シック・マザーと子どものパーソナリティ　155

子どもの適応メカニズムがパーソナリティの偏りを生む／ネガティブな認知と低い自尊感情／サバイバー症候群／無秩序型愛着の子どもがたどりやすい経過／依存性パーソナリティ／自己犠牲的な娘／「ここにしか居場所がないと思った」／回避性パーソナリティ／「人間関係には何も期待していない」／境界性パーソナリティ／境界性パーソナリティ障害と無秩序型、両価型愛着／遺伝要因と環境要因の相互作用／「私をなぜ抱いてくれなかったの」

第六章　シック・マザーの特性と背景　191

1　シック・マザーの特性と養育態度　192
シック・マザーによく見られる傾向／シック・マザーと虐待のリスク／シック・マザーと愛着障害／シック・マザーと発達障害／シック・マザーと自己愛障害
2　母親になることへの葛藤　210
背景にある心理的葛藤／シック・マザー自身がサバイバーである／分離の危機と同一化の危機／予期しない妊娠、母親になることへの抵抗／女性精神科医のケース
3　シック・マザーと家族　217
家族の問題としてのシック・マザー／家庭内で負の連鎖が起きる／夫婦関係を損なうことで、子どもにさらに影響が／夫婦関係を破壊する要因／弱体化する母親を支える基盤

第七章　シック・マザーがかかえる疾患、障害　233

背景因による分類
1　シック・マザーとうつ状態　236
母親のうつ病／産後うつに特徴的な症状／双極性障害がひそむことも多い／産後うつのリスク要因／注目が集まる妊娠うつ病とその影響／妊娠中のうつは男の子に影響しやすい／一過性のうつと慢性のうつ
2　双極性障害　250
母親の双極性障害（躁うつ病）
3　境界性パーソナリティ障害　254
増加する境界性パーソナリティ障害／その影響と背景
4　アルコール、薬物依存症　261
胎児期の影響は想像以上に深刻／薬物依存の母親では、母子関係自体が崩壊しやすい／親子の対面は、精神科病院だった／希望的な予後を示すデータも
5　不安障害　271

神経症の母親
6　自己愛性などのパーソナリティ障害　274
7　身体疾患　278
弱っていく母親
8　統合失調症などの精神病性障害　283
統合失調症の母親／「友達を家に呼べなかった」／子どもが親の保護者となるケース／「お母さん、お薬飲んだ？」／繰り返される不在／歪んだ認知の影響／子どもへの影響を最小限にするために
9　母親の入院　298
母親の入院という非常事態／子どもの発達への影響
10　親の自殺　306
深刻な親の自殺の影響／母親の自殺の方が影響が大きい／罪を背負わされた少女／早期の介入が重要
第八章　シック・マザーを克服する　315

シック・マザーの支援と克服／前向きな意味を与え、進むべき方向を示す／親の呪縛を解く／二つのケースが教えてくれること／梅毒の父親を捨てたジョルジュ・バタイユ／父親の思い出を大切にし続けたハンナ・アーレント／あるサバイバーの場合／それは、永遠のテーマ

おわりに　379

文庫版あとがき　383

解説　咲セリ　387

参考文献　410

病める母親とその子どもたち

シック・マザーを乗り越える

はじめに

本来、母親からの愛情と保護を受けて育つはずの子どもが、それを十分受けられないだけでなく、不安定で明日をも知れない母親の存在が、子どもの心に重石となってのしかかる。それも、母親の怠慢や過失によってではなく、母親自身にもどうすることもできない疾患や障害によって、そうなってしまう。こうした悲劇的な状況が、今もいたるところで起きている。

これまで、医学や臨床科学は、母親の病気と、子どもの心理、行動、発達の問題を、別々のものとして扱うことが普通だった。それぞれに専門家がいて、それぞれのことで頭が一杯だった。母親の病気を扱う専門家は、病気の治療に全神経を奪われており、子どもへの影響を考えて何らかの配慮を行うことは稀《まれ》である。子どもの専門家は、親の心身の状態が子どもに及ぼす影響を、ある程度考慮に入れるだろうが、あくまで、いくつかある要因の一つとしてである。母親の病気の影響というものは、意外なほど軽視されてきたのである。

しかし、これから述べていくように、両者は密接に絡み合っているだけでなく、想像以上に大きく、長期的な影響を及ぼしているのである。母子それぞれを熱心に見るだけでは、もっとも肝心な部分が、まるで外縁的な問題であるかのように扱われ、二次的に起きているにすぎない問題の手当にばかり注意を奪われ、エネルギーを消耗することにもなりかねないのである。

しかも、問題を見えにくくするのは、子どもには大きな適応力があるため、かなり大きなストレスがかかっていても、そのときは何事もなく過ぎていくことも多いということである。それで、困難が乗り越えられたのかというと、問題はそれほど簡単ではなく、時間差をおいて、子どもにさまざまな問題が出てくることが少なくない。そうした問題が、青年期以降に、ときには、成人してから強く表面化してくることもある。一見、健康的に育ち、社会にうまく適応して、活躍しているようなケースでさえも、内面に不安定さや心の傷を抱えて、生き方や対人関係において、特有の偏《かたよ》りや歪《ゆが》みを示すこともある。人知れず、悩みや苦しさを引きずっているケースも少なくない。

シック・マザー（病める母親）の問題は、はるか昔から存在し続けているわけだが、近年、より頻繁に、かつ、より深刻化した問題として、教育や社会福祉、医療などの現場で出会うようになっている。その背景には、社会や家族の崩壊や機能不全がある。万一の場合に、病気の母親に代わって、その役目を代償する余力を、家族や社会がもてなくなっているのである。そのため、母親が不調に陥ると、非常に大きな影響が出てしまう。

これまで本格的に取り上げられることの少なかった、病気の母親を抱えた子どもに生じる困難や影響という問題を、本書ではテーマに据えて論じていきたい。そして、この不幸な悲劇の悪循環と連鎖を止めるためには、何が必要なのかを考えたい。

第一章　シック・マザーとは何か

「太陽みたいなお母さんでいてほしかった」

シック・マザーの問題は、今やいたるところで出会うきわめて身近な問題となっているが、私自身がこの問題の重要性を改めて考えさせられるきっかけになったケースを取り上げることから始めたいと思う。

十六歳の少女が、母親の首をひもで絞めて殺そうとする事件を起こした。母親はうつ病で通院していた。いつも「死にたい」「殺して」と口にする母親を、いっそのこと、本人が望むように殺そうと思い詰めての犯行だった。

両親は少女が生まれる前に離婚。母親は女手一つで少女を育てていたが、うつのために、働けなくなってしまった。それからは実家に身を寄せていたが、少女の祖父が亡くなって収入が途絶えたため、福祉に頼るしかなくなっていた。

少女は誰からともなく、父親似だと言われていた。少女は、父親の顔をピントのボケた写真でしか見たことがなかった。父親のことを、もっと知りたいと思ったが、母親には聞きづらい雰囲気があった。母親は父親のことは、「別れてよかった」という言い方をした。一度だけ、道ですれ違った男の人に名前を呼ばれ、いきなり抱っこされたことがあった。そのことを帰って話すと、母親は父親に違いないと言い、娘には会わないと約束したのにと立腹し、父親に抗議の電話を入れた。少女はそれっきり父親の姿を見ることはなかった。

母親は元来優しい人だが、少女が何か失敗したりすると感情的に叱り、そのこと以外のことも並べ立てた。ときには、暴力を振るわれることもあった。首を絞められたこともある。母親はいつも体調がすぐれず、愚痴が多かった。少女は、元気な母親というものを、長く見たことがないと言う。そして「太陽みたいなお母さんでいてほしかった」と語った。

少女は、小学校高学年頃から中学校の間もずっといじめに遭い、学校を休みがちになっていた。高校に進学して、ようやく友達ができたと喜んだが、関係が深まるにつれて、また窮地に陥るようになった。誰にでも気に入られようと相手に合わせていたことで、「八方美人」だと言われ、陰湿ないじめを受けるようになったのだ。高校にも行けなくなってしまった。

少女のそんな状態を見て、母親はうつが悪化、「死にたい」とよく口にするようになった。母親からその言葉を聞くたびに、少女も落ち込み、イライラした。その日も母親は、同じ言葉を口にした。直接の理由は、生活費が足りなくなったことだったが、それも元を正せば、母親の金銭管理が杜撰《ずさん》なことが原因だった。そのことを思うと、余計に母親に対する怒りのようなものがこみあげてきて、「死にたい」という母親の首を絞めてしまっていた。「その言葉を聞くのに疲れた。死にたいのなら死ねばいい」という気持ちだった。母親が意識を失っているのに気づいて、少女は慌てて救急車を呼んだ。

施設にやってきた少女は、その事件の重大さとは裏腹に、どこにでもいそうな、控えめで、気の優しい女の子だった。自分のしたことに対して自分を責め、母親を傷つけてしまったと後悔していた。

母親は、面会に来ると、少女にもっともらしい説教をするのが常だった。少女は、素直に相槌《あいづち》を打ちつづけ、悪いことをした自分に会いに来てくれたことに、感謝の気持ちを伝える。母親は、自分が被害者という立場にいることが、まるで好都合であるかのように、言いたいことを言って満足げに帰っていく。

少女の抱える問題は、集団生活の中で、さらに明らかとなっていった。一つは、誰にでも気を遣い過ぎて、なかなか自分の本心が言えないことだった。限界まで我慢して爆発するか、調子が悪くなって自室にこもってしまう。また、何かあると、悪い面にばかり気をとられ、ネガティブな考えや感情に囚《とら》われてしまうのも、もう一つの問題だった。そして、悪い方に受け止め、どんどん過剰反応してしまう。些細なことが、生きるの死ぬのという大事になりかねなかった。

子どもを問題にするだけでは終わらない

この少女が抱えている問題を少女だけの問題として扱い、少女に反省させ、改善を求めるだけでは、本当の問題解決にならないことは明らかだった。だからといって、少女に問題がないということでもない。母子が絡み合う中で、特有の歪みが生じてしまっていた。

その歪みの影響は、彼女が学校に行けなくなったり、対人関係で傷ついたり、自分を守れなかったりすることにも、密接に関係しているように思えた。

実際、この少女自身も、自分の行動や認知の歪みを次第に自覚するとともに、それが少なからず母親との関係に由来しているということに気づくようになった。当たり前と思っていたことが、実は当たり前ではないということを感じ始めた。

母親を悲しませないように、いいことしか言わず、対立しても、いつも引き下がって、ごめんなさいと頭を下げる。話を聞いて慰める役は、母親よりも少女の方で、母親のうつがひどくなっていないか、薬を飲みすぎたりしないか、いつか本当に死んでしまうのではないかと、子どもながらに、いつも怯《おび》え、心配してきた。それも、小学生の頃から。

母親がイライラしているときは、ちょっとした失敗でも、ヒステリックに叱られた。しかし、何か頑張ったからといって、褒められることは滅多になかった。悪い点は父親にそっくりだと言われ、だから、自分は愛されないのだと感じてきた。

少女が抱えているネガティブな認知や感情的過剰反応、自己否定といったものは彼女の問題ではあるが、母親の問題の反映でもあった。二人は、双子星のような存在で、しかも、一方は他方から生まれ出たものだった。互いが互いの周りを回りあう重力場から逃れるのは、まだ十代の少女にとっては、至難のことだった。

母親に自分が気づいたことを伝え、もっとお互い自立した関係になっていきたいと伝えても、娘が自分から離れていくのではないかと不安になった母親が、不機嫌になったり不安定になる。すると、少女の決意も揺らぐのだった。母親が元気でいる限り、少女も元気だったが、母親が落ち込んでいると、少女も憂うつになるのだ。母親を悲しませてしまったと思った瞬間に、少女の全身から力が抜けてしまうのだ。

「太陽のようなお母さんでいてほしかった」という少女の願い。それは、不安定で落ち込みやすい母親をもった子どもすべての願いでもあるだろう。これから丁寧に見ていくことになるが、母親の病状や精神状態によって、子どもがどれほどの影響を蒙《こうむ》り、どれほどのものを失うかを考えると、その表現は切ないほどに控え目なものだと言えるだろう。その不条理さは、不安定な母親に振り回され、その世話係や相談相手をさせられた末に、母親を殺すという大きな罪さえ背負わされかけたこの少女の運命に象徴されるとも言える。

必要性を増すシック・マザーの視点

問題の深刻さの程度に差はあれ、この少女のようなケースが近年非常に増えている。不登校やひきこもりといったケースに関わる教師や児童の専門家、ソーシャルワーカーは、早くから家庭内の問題が影響している状況に遭遇してきたが、近年、その中でも目立つようになっているのは、母親がうつ病など精神疾患や身体疾患を抱えているケースの増加である。広義のうつ状態は、うつ病だけでなく、さまざまな精神疾患の経過中に生じ得る。躁とうつの波が特徴の双極性障害や、ストレスが原因の適応障害、自傷や自殺企図《きと》を繰り返しやすい境界性パーソナリティ障害、しばしばうつ状態を来すアルコールや薬物依存症などが、頻度が高く、特に重要だと言える。

うつ状態では、意欲や活動性の低下を生じ、子どもの世話や家事が困難になることがしばしばである。子どもへの関心も低下し、子育てが重荷に感じやすく、ネグレクトや虐待につながる場合もある。気分の波が著しい双極性障害や、気分の不安定さが特徴の境界性パーソナリティ障害では、単極性のうつ状態以上に、母親の気分や状態の変動の予測がつかず、子どもは翻弄されやすい。

しかし、こうしたケースに共通する本質的な問題は、母親が抱える疾患名が何であるかということや、そもそも病名がついているかどうかということよりも、母親が母親としての機能をうまく果たせなくなっているという点にある。

幼い子どもにとって、親がどういう病気であるかという正確な診断名は、あまり意味がない。それが、精神疾患か身体疾患かということも、本質的な違いではない。子どもにとって、一番重要なことは、親が元気であるか、そうでないかということである。原因がうつ病であれ、悪性腫瘍であれ、沈んで元気がない親と接することは、子どもにとってマイナスの影響を及ぼす。

病状は、しばしば複合的で、一つの疾患や状態だけでは、捉《とら》えきれないことが普通である。うつ状態には、不安障害や身体的な不調が併存することも多いし、一部のケースには、しばしばパーソナリティ障害がベースにあり、アルコール依存症、薬物依存症などを合併しているケースも多い。さらにその根底に、愛着や発達の問題を抱えていたり、心的外傷後ストレス障害に苦しんでいるというケースもある。

身体疾患の場合も、困難な状況のケースほど問題は複合的である。悪性腫瘍や予後の良くない慢性疾患の場合、しばしばうつ状態を伴っていたり、気分変調症や不安障害が合併することも多い。精神的に不安定な状態が加わることで、子どもや家族への影響もマイナスの側面が強まる。

子どもへの影響を考える場合、疾患ごとに分けて論じることは、現実に即応したやり方とは言えない。

「シック・マザー」という表現を用いるのは、主に今述べた二つの理由からである。シック・マザーとは、あの少女が切ない願いを込めて述べた、「太陽のようなお母さん」ではない状態と言うこともできるだろう。子どもにとって重要なのは、病名が何かよりも、母親が幸福であるかどうか、母親が喜びの笑顔で自分を見てくれているかどうかということだからである。病名を振り回すことに、あまり意味がない理由はそこにある。

もちろん、子どもに対する影響の観点で、性質の異なるいくつかの特徴的な状態を区別することは重要であるし、そのためには、それぞれの疾患の特性を理解することも必要で、総合的な視点と疾患固有の視点の両方が求められる。各状態や各疾患の子どもへの影響にみられやすい特性については、後の章で見ていくことになるが、そこには、疾患それぞれの違いを超えた大きな共通項があることに気づかれるだろう。

念のためにもう一つ付け加えておきたいのは、シック・マザーとは、ある特定の母親を、健康な母親から区別するためのものではないということだ。どの母親もシック・マザーになり得るし、あるときにシック・マザーの状態だった母親も、健康な状態を回復することができる。また、病気を抱えていても、シック・マザーでない母親はたくさんいるし、病気らしい病気がなくても、シック・マザーの状態に陥っている母親もいる。シック・マザーとは、母親としてうまく機能していない状態を指す言葉なのである。

その意味では、「機能不全母（dysfunctional mother）」という言い方が近いだろうが、機能不全母という言い方には、家族をシステムとして見た醒《さ》めた視点が強く、子どもや母親自身の苦悩は捨象されてしまう。そして何よりも、その苦しみを引き起こしているのは、母親が抱えている病気や障害であるということ。それが、シック・マザーという言い回しを選択する、もう一つの理由である。

子どもの問題は、環境の問題を反映しやすく、子どもにとって最大の環境は、親である。子どもの問題は、しばしば親の問題を反映している。ことに母子の結びつきが強まり、その存在感が増している今日、母親に支障が生じると、その影響は子どもを直撃することになる。

子どもの問題行動はSOSのサインであるが、子どもだけの問題を見ていても、なかなか事態が改善しないことを痛感させられる。子どもよりも、むしろ母親を支え、あるいは母親を治療の軌道に乗せた方が、問題解決につながることも多い。母親という太陽が輝きを失い、雲に覆われていたのでは、子どもは元気になれないのである。陰鬱な顔と上の空の眼差ししか貰えない子どもは、不安や空虚感を抱え、努力をしても意味がないように思えて、無気力な生活に流されやすい。母親から、明るい笑顔と優しい眼差しを注がれて初めて、子どもは安心して、自分の関心や目標に向かって進んでいくことができる。

シック・マザーが増える背景

親の身に降りかかる異常事態にはさまざまなものがあるが、それを親自身がうまく対処し、はね返すことができている間は、子どもへの影響も軽微であると言える。どれほどの負荷がかかっていようと、親が健康で子どもの傍《かたわ》らにいて、親としての役目を果たすことができていれば、さして問題はない。それどころか、困難な状況に対しても、巧みに、粘り強く対処する親の姿を見たり、家族で協力し合ったりすることは、子どもにとって、良い教育効果をもたらす面もあるだろう。

子どもに悪い影響が及ぶのは、親が負荷に押しつぶされて病気になってしまったか、子どものもとからいなくなってしまった場合である。いずれの場合も、親はもはや子どもを外界の脅威から守り、必要とするものを安心感とともに与えてくれる存在として機能しなくなっている。

これまで主に論じられてきたのは、離婚や死別、別居によって、母親がいなくなった場合で、ボウルビィ（John Bowlby, 1907–90）は、それを「母性剝奪《はくだつ》（母親剝奪、maternal deprivation）」と呼んだ。その後ボウルビィは、「愛着理論（attachment theory）」へと自説を発展させるのだが、そこでも主に論じられたのは、死亡や離別によって母親を失う体験が、子どもの愛着や性格、行動にどのような影響を及ぼしたかということであった。

その後、大きな社会問題としてクローズアップされるようになったのが、児童虐待である。児童虐待は、親が親としての機能を損なった、もっとも顕著な形での破綻だと言えるが、虐待を受けて育った子どもでは、さまざまな情緒的、行動的問題が生じ、それが長く尾を引くことになる。

しかし、母親の不在や虐待といった両極端な状態の狭間にあって、母親が病気や障害によって機能しなくなるシック・マザーの問題は、これまで本格的に論じられることが少なかった。前者に比べて、その影響がマイルドだと考えられてきたというのが、実際のところである。ところが、比較的目立たないものとして軽視されてきたシック・マザーの問題が、虐待やネグレクト、離婚や母親の不在といった問題にも密接にかかわっており、実は、問題の本体ではないかという可能性も浮上してきているのである。

その点については、追々述べていくとして、実際に子どもの問題にかかわるさまざまな職種において、シック・マザーのケースに遭遇する機会が増えている背景を考えた場合、まず、一つの要因として、うつなどの精神疾患が急増しているということが指摘できるだろう。

現在、うつ病で治療を受けている人の数は百万人を超え、治療を受けるには至っていないが、うつを発症している潜在的な患者数は、五〜六百万人と推定されている。それ以外の精神疾患も含めると、一千万人を超えるだろう。どの家庭にでも起こり得る問題になっている。

しかも、うつ病の有病率は女性で高く、生涯有病率は二七パーセントにも達する。女性が最もうつになりやすいのは出産後で、ホルモンバランスの急激な変化により、四〇〜七〇パーセントもの女性が、程度の差はあれ出産後抑うつを経験し、三〇パーセントの女性では、症状が重く持続する。日本で行われた調査（Watanabe et al., 2008; Miyake et al., 2011）でも、一三〜一四パーセント程度の女性が、産後うつ病と診断できるレベルのうつ状態を経験していた。それは、乳幼児期という臨界期を直撃する。子育てに支障などありそうにない家庭においても、母親がうつになることで、子どもにも影響がでてしまう。

イギリスで行われた大規模な調査（Davé et al., 2010）によると、〇歳から十二歳の子どもがいる母親の七・五パーセント、父親の二・七パーセントに、現時点でうつが認められた。うつの頻度がもっとも高かったのは、生後一年以内の子どもをもつ親で、母親の一三・九パーセント、父親の三・六パーセントにうつが認められた。これは、日本での産後うつ病の有病率とほぼ等しい。子どもが十二歳になるまでに、うつのエピソード（病相）を経験した親の割合は、母親では三九パーセント、父親でも二一パーセントにも上ったのである。

自殺死亡率が日本の三分の一程度であるイギリスで、こうした結果が示されたことから考えると、日本での状況も、少なくとも同程度だと考えられる。母親の四割、父親の二割が、子どもが中学に上がるまでにうつを経験するということである。ことに、母親のうつは頻度が高く、その影響も大きいのである。親のうつは、非常に身近な問題となって、子育てを脅かしている。実際、子どものさまざまな問題行動や発達の問題、精神的なトラブルの背景に、親のうつの影響が認められるケースが少なくないのである。

シック・マザーが深刻な問題となるもう一つの背景として、小家族化や地域社会の崩壊によって、母親と子どもが孤立しやすくなっていることが挙げられる。核家族化や一人親家庭の増加、少子化は、母親を支える基盤を細らせると同時に、親と子の関係を濃密なものにし、母親に問題が生じたときに、その弊害を深刻なものにしてしまいやすい。

昭和五十年代初めには、一人親家庭は子どもがいる核家族世帯の十分の一程度であったが、徐々に増えて、令和元年には四分の一近くになっている（令和元年国民生活基礎調査）。そのうち、母子世帯と父子世帯の割合は、八対一と母子世帯が多い。

母親が病むことの影響は、三世代家族であってさえも免れないが、父親や祖父母、姉兄などの存在によって衝撃が吸収・代償されやすい。核家族、中でも一人親家庭では、親の影響力と役割は非常に大きく、親が病むことは、幼い年齢にあっては、その子の生存さえも脅かしかねない。少し年齢が上がってからも、両親がいる家庭とは比較にならないほど大きな心理的影響と生活上の支障をもたらしやすい。家族構成の急激な変化が、シック・マザーの影響力を強め、シック・マザーについての理解の重要性を高めている。

シック・マザーに多い基礎疾患・障害

子どもへの関心や愛情に影響し得るあらゆる疾患や障害が、シック・マザーの原因となり得る。しかし、頻度から言っても、影響の強さから言っても、特に重要な疾患や状態がいくつか存在する。

その代表は、うつ病やうつ状態である。うつ状態を引き起こす問題は、多岐にわたり、うつ病以外にも、適応障害、双極性障害（躁うつ病）、境界性パーソナリティ障害などのパーソナリティ障害、アルコール・薬物依存症、不安障害、ガンや慢性身体疾患などが挙げられる。

うつ状態とならんで、精神的な混乱や不安定な状態を伴いやすい疾患では、子どもに悪影響が出やすい。そうした障害として、統合失調症などの精神病性疾患や境界性パーソナリティ障害、アルコール・薬物依存症が、よく出会うものである。

精神的な障害だとは気づかれにくく、本人にも自覚されず、周囲にもあまり認識されていない問題として重要なのは、自己愛性パーソナリティ障害や強迫性パーソナリティ障害などのパーソナリティ障害や軽度発達障害である。これらの障害では、情緒が不安定になることは少ないが、独善的かつ支配的であったり、共感性に乏しかったりすることで、養育態度にも、その傾向が見られやすい。母親がこうした傾向を抱えている場合、愛着に問題が生じがちで、偏った子育てに陥りやすい。またこのような母親は、問題を意識するどころか、むしろ過度に自己正当化がなされることが多い。それで、子どもや周囲の方に問題があるとみなされ、母親が自分自身を振り返り、自分の問題として修正することが、なかなか難しい。

これらの問題が、複数重なり合っているということも多い。後で見ていくように、困難なケースほど、母親自身もシック・マザーに育てられ、未解決な課題を引きずっていることが多い。

時期による影響の違い

シック・マザーが抱えている基礎疾患や障害が何かということ以上に重要なのは、

母親の不調が、子どもの成長のどの時期に起きたかということである。一般的に言って、母親が子どもの幼い時期に病んでいるほど、また母親の病む期間が長いほど、そして現時点で病んでいるほど、子どもに悪影響が生じやすい。

その原則を踏まえた上で、各時期における影響の特異性についても、理解しておく必要がある。

もっともクリティカルなのは、二、三歳までの乳幼児期である。この時期に、母親がうつ病などにより子どもに対して十分な関心や世話を与えてやることが困難な場合、ケースによっては、母親が入院や療養のために、子どもから離れて生活することにより完全な不在が起きるという場合もあるが、母親の不調や不在は、愛着障害や不安定型愛着を生じやすく、愛着の問題を介して、さまざまな影響がでやすい。また、愛着障害と関連していることも多いが、ネグレクトや虐待をはじめ、不適切な養育のリスクを高める。それらは、子どもの情緒的、行動的な問題や、認知的、社会的な発達の問題となって、長期的な影響を及ぼすこととなる。

二、三歳以降の幼児期は、初歩的な会話言語を獲得し、徐々に母子分離を成し遂げつつ、外界への好奇心から認知的な発達が急速に起きる時期でもある。この時期の母親の不調や不在は、母子分離不安や愛着不安を強め、愛情や関心不足を補おうと、誰彼となく甘えようとしたり、自己顕示的傾向を強めたりする。愛情や関心が補われないと、外界への興味や意欲を低下させ、認知的な面での発達に影響しやすい。

児童期に入ると、幼児期に比べ、その影響は次第に小さくなる。とはいえ、幼児期後半の状況が基本的には続く。その一方で、言語的な理解力も高まってくる。個人差が大きいが、小学校三、四年頃は、親に起こっている事態の意味を概ね理解し、受け止め始める。「母親は病気で、僕にかまってくれないのだ。僕が嫌いなのではないのだ」と考えて納得する。それとともに、親の助けになろうと、子どもなりに気遣いをしたり、先回りしていろいろ手を打とうとしたりする。弱った母親に対して、保護者のような振る舞いがみられることもあり、自己の欲求よりも、相手の欲求や意向を優先する、他者本位的な行動様式に発展することも多い。

さらに思春期、青年期と年齢が上がるにつれて、母親に対する依存度は小さくなり、代償したり対処したりする能力も高まってくるため、母親の不在や不安定さによる影響は、概ね小さくなる。発達に影響するということは、あまり起こらない。しかし、その一方で、思春期には、心理的な面で影響を蒙りやすい。母親をモデルにする女の子では、否定的な自己像を抱きやすくなるなど、アイデンティティの確立に影響することもある。また、母親の事情や気持ちがよくわかるだけに、不安定な母親に共感し、何とか支えようとする。そしてうまく支えられなかったと自分を責めたりして、感情的に巻き込まれやすい。

ことに、幼い頃に母親が不調になったり、不在だったりしたことのあるケースでは、思春期以降の母親の不調や不在が引き金となって、幼時の記憶（記憶といっても情動的なもので、明確な言葉にはならないのだが）が、ある種のフラッシュバック現象を起こすことで、非常に大きく影響する場合もある。しっかりしているように見えても、まだ子どもであることに変わりはない。負担をかけすぎたり、うまく補われないと、後になって影響が出るということも多い。思春期・青年期は、乳幼児期に次ぐ第二の臨界期だと言えるだろう。

シック・マザーを母親にもつということ

シック・マザーの影響は、深甚かつ永続的である。これから見ていくように、基本的安心感や信頼感の土台となる愛着形成から、認知的、情緒的、行動的、社会的な広範な能力の発達にも、さらには自己観や対人観、世界観や未来観といった、もっとも根源的な信念や生存上の方略にも、また、それらすべてを含むパーソナリティの形成にも、決定的とも言える影響を刻印する。

それは、多くの場合、その人自身と一体化したものとしてプログラムされてしまっているので、その存在や由来を自覚することもない。しかし、客観的に観察すれば、その人の行動や考え、感じ方を、理不尽なまでに縛っていることを見出す。それは、あまり意識化されない影響であり、その意識化を助け、それを脱却することが、本書の究極的なテーマだとも言える。しかし、多くの子どもたちや大人になったかつての子どもたちは、それよりはるかに手前の段階で、何が起きているかもわからず、日々得体の知れないものに縛られ、名状しがたい不安の中で、何かに戦《おのの》きながら暮らしているのである。シック・マザーを母にもつということは、子どもにとって、不安と悲しみと葛藤に満ちた、もっとも生々しく混乱した体験を味わうことでもある。それは、子どもながらに、人には言えないような体験でもあり、涙と苦痛と怒りがないまぜになった坩堝《るつぼ》のような体験でもある。

その体験とは、たとえば、首を絞めようとする母親から、必死でタオルを取り上げようとすることだったり、母親が病院に連れて行かれた翌日、授業中にぼんやりすることだったかもしれない。また、調子の悪い母親から、「あんたなんか、産まなければ良かった」という言葉を投げつけられることだったり、あるいはまた、家に遊びに来た友達に、母親が変なことを言いはしないかと、ひやひやすることでもあっただろう。通常なら、子どもが味わわないでいい思いを味わうことである。悲しさと不安と、ときには、恥ずかしさや怒りも混じった気持ちを、胸に秘めながら生きてきたということである。

そうした体験の記憶は、取り出されることもなく、どこかに埋《うず》めてしまっているかもしれないし、今も生々しく心に突き刺さっているかもしれない。どちらの場合も、シック・マザーに育てられ、共に暮らしてきた傷跡を、今も抱えているはずだ。シック・マザーと生きるということは、まさにそういうことだからだ。

そうした体験は、あまりにも混乱していて、あまりにも痛々しく、激しい感情が絡み合っていて、ひどく心をかき乱されるか、まったく向き合わず、冷淡に扱うかのいずれかになりがちだ。向き合おうとすると、何ともいえない憂鬱な気持ちや重い気分に襲われ、考えが止まってしまうこともある。

しかし、シック・マザーの体験が何だったのか、子ども本人にとっても母親にとっても、また二人の関係にとっても、一体何が起きて、どういう意味をもったのか、それをきちんと整理して知ることは、その体験をしっかり受け止めて、乗り越えるために是非とも必要なのである。

母親を責めるためではなく母親も救われるために

母親のうつをはじめとした病気が、子どもにさまざまな問題を引き起こすという事実を述べるのは、母親を責めるためではない。母親自身も弱り、苦しんでいるのである。母親も助けを必要としているのである。問題の原因は病気や障害であって、母親ではないのだ。その点を混同することが、さらに不幸を生んできた。

子どもの問題が起きると、周囲はしばしば母親を責めがちである。なぜもっと愛情を注げないのか、なぜそんな扱いをするのかと、母親を非難することは簡単である。しかし、それは母親の抱えている問題や事情をあまりに理解していないことになる。母親がうつなどの病的な状態にあるとき、母親は子どもを愛したくても愛せなくなるのだ。世話をしたくても、それができなくなる。子どもがあまりにも重荷に感じられ、自分を苦しめる存在のように感じてしまうこともある。そこから逃れるために、死を選びたいとさえ思い詰めてしまう。

母親自身、「自分は悪い母親だ」と自分を責めていることも多い。自分の人生にも、子育てにも自信を失っていることも多い。そのことが、子どもに対して否定的で悲観的な態度となり、マイナスの影響を及ぼす結果となっている。必要なことは、母親自身が悪いのではなく、病的なプロセスや障害に原因があるのであり、その点に適切に、冷静に対処していくことが、子どもに対する影響を最小限にし、直面している困難を乗り越えることにもつながるのだということを知ることである。

しかし、うつなどの精神的な問題というのは、ことに初期には本人にも自覚されにくいし、周囲も軽く考えがちである。「子どもに愛情を感じない」という母親は、それがあたかも自分の欠陥であるかのように思い、そんな自分を責めたり、逆に開き直って、子育てから逃げ出してしまう。だが、「子どもに愛情を感じない」という事態は、しばしばうつ状態に伴ってみられる、あるいは、愛着形成がうまくいかなかったときに生じやすいということを理解していれば、まったく違った受け止め方、対処の仕方をすることができる。イライラして、つい子どもに辛くあたってしまうことで、自分を責めたり悩んでいる母親も、それが、うつや神経疲労に伴って出現しやすいことを知っていれば、あれこれ思い悩むよりも、休養や睡眠をとることを優先するだろう。ぎくしゃくしやすい親子関係の原因が、愛着形成の不全にあるとわかれば、いがみ合うことにエネルギーを費やす前に、それを積極的に修復しようと努力することもできる。

うつというと、寝込んで動けないような状態を想像されるかもしれないが、子育て中の母親にみられる「うつ」は、一見すると、普通であることも少なくない。仕事に子育てにと、人一倍熱心に打ち込んでいる場合もある。極限まで頑張って、急に空虚感に襲われ、ある日突然自殺しようとして初めて、周囲も本人も、うつ状態に陥っていたことに気づくという場合もある。若さのエネルギーと母親としての使命感によって、本当は憔悴《しょうすい》しきっているのに動き続けようとする。それが、さらに、疲労困憊《こんぱい》の度を深めていく。とことんひどい状態になるまで、自分からはSOSを出せないことの方が多いのだ。

周囲が、その状況にいち早く気づいて、必要なサポートを行うことが、母親を支えるだけでなく、子どもを守ることにもつながるのである。

その意味で、母親の病的な状態によって、子どもに問題が起きているという場合、それは、母親が周囲から適切なサポートを受けられなかったということでもある。さらに遡ってみていけば、母親自身、自分が幼い頃、自分の親から適切な保護と愛情をもらえず、親との間に未解決な問題を抱えているということも多い。その点まで理解して初めて、母親が置かれていた状況や子どもとの関わり方において抱えている困難が見えてくるのである。

ある個人的な事情

シック・マザーの問題を取り上げるいくつかの理由を述べたが、それだけで済ませるのは、いささかきれいごとで終わらせることになるだろう。読者に勇気と素直な心を求めるのならば、私自身も勇気と率直さを示すべきだろう。私が、この問題を取り上げるのには、個人的な事情が多少とも関係していることを述べておきたい。それが、この問題に私を引き寄せる動因であると同時に、なかなか仕事を捗《はかど》らせなかった理由でもあったのだろう。

私自身、生後十か月の時に母が病気になり入院したため、一歳四か月までの六か月間、母から離れて、母の実家に預けられて暮らすという経験をした。あまりにも幼い頃のできごとだが、私には衝撃的な出来事だったのか、一歳そこそこの頃の記憶が、割合鮮明に残っている。それは、母に面会に行ったときの場面と、母が急に外泊を許可されて、実家にやってきたときのことだ。そのとき、不都合にも、私は伯父夫婦や従姉たちと、海水浴に出かけようとしていたところで、母がやって来たために、私だけ母と家に残され、少し嫌に思ったのを覚えている。母は、何をするでもなく、昼間から布団を敷いて、私を抱いて寝ただけだった。私としては退屈だったし、海や海水浴というものが、どういうものか見てみたいと思っていたので、母の腕の中で、むずむず動き回っていた。

伯父夫婦や、まだ嫁いでいなかった叔母が、よく私の面倒を見てくれたし、従姉や祖父もいたので、私の寂しさはうまく紛らわされていたに違いない。母が退院して、一緒に暮らし始めたときも、私はとても良い子だったという。ところが、それからしばらくするうちに、私はまったく手に負えない子になり、母を困らせ、しばしば泣かせもした。

そうした行状は、小学校高学年になる頃には一旦収まったが、今度は逆に内面的な違和感に悩まされ始めた。その違和感の正体を突き止めるために、私はある意味、哲学に迷い込み、結局、精神医学とかかわることになったのかもしれないのだが、頭のどこかに、あの欠落した半年のことが引っかかっていた。

ちょうどジグソーパズルを埋めていくのに、一番謎の残るところを空けて、他をあらかた埋めてしまったようなものだ。あまり、そこにピースを入れたくないという無意識の気持ちも手伝っていたに違いない。あれから五十年も経って、ようやく最後のピースを入れるようなつもりで、半ば仕方なく、この問題に向き合おうとしている。どういう図柄が浮かび上がってくるか、勇気を出して、それを見届けたいと思っている。

第二章　シック・マザーの問題はどう理解されてきたか

ウィニコット以前

母親のうつや精神疾患が、子どもの養育に影響し、子どもの行動的、精神的問題を引き起こすことに着目し、母親の病気と子どもの問題を一つのつながった問題として初めて論じたのは、イギリスの小児科医であり、児童精神科医の草分けでもあるD・W・ウィニコット（Donald Woods Winnicott, 1896-1971）である。ウィニコットの発見がもつ意味を知っていただくためにも、それ以前において、シック・マザーのケースはどのように扱われていたのかをみておくことは意味があるだろう。

その名高い一例は、フロイト（Sigmund Freud, 1856-1939）が長大な論文で報告している「狼男」のケースである。『ある幼児期神経症の病歴より』と題された詳細な症例報告が扱っている男性が、フロイトの治療を求めてきたのは、青年が二十代前半のときだった。それまで彼は躁うつ病と診断され、ドイツ各地の療養所で治療を受けていたが、フロイトは、強迫神経症の残遺状態と診断し、分析治療を行った。彼を苦しめた強迫症状は、神を冒瀆するような強迫観念が浮かんでくるというものであった。彼の病歴をたどると、最初の症状が始まったのは四歳の時で、そのとき狼恐怖の症状が出現し、八歳の時から強迫神経症が始まったのだった。

しかし、この青年の病歴が記している、もう一つの重要な事実は、母親がこの青年の誕生後、下腹部の疾患にかかり、ずっと病弱だったという事実と、父親も同じころから、気分変調症（フロイトは、躁うつ病の可能性も示唆している）の発作を繰り返し始め、療養のために家を留守にしがちだったということである。

青年と二歳上の姉の面倒を見たのは、乳母や家庭教師だった。彼が二歳半の夏、両親が数週間の旅から戻ってみると、それまでおとなしく物静かだった息子が、不平がちでイライラし、癇癪持ちになっているのに気づいた。些細なことで機嫌を損ね「野蛮人のように」暴れたり泣き叫んだりしたのである。

だが、二歳の男の子が、何週間も両親から離れて、残されていたことを考えるならば、ごく自然な反応とも言えるだろう。男の子は、明らかに愛情不足の徴候を見せていたのである。また、愛着や愛着障害について多少とも知識をもつ人ならば、男の子が抵抗型か無秩序型の愛着パターンを示していることを疑うであろう。

いずれにしろ、病弱で自分の健康状態にしか関心のない母親と、気分変調症で、いつも気分や調子が悪いと感じ、自分の苦しさの方に注意を奪われて、息子には無関心な父親をもったということが、この子の精神状態にマイナスの影響を及ぼしたことは明白に思えるが、フロイトは彼一流の性理論で、青年の精神病理を解き明かそうとする。曰く、一歳半の時、両親の性行為を目撃し、しかもその行為が後背位という体位で行われていたため、幼い息子は、父親や母親の性器をまともにみてしまい、それが彼の去勢恐怖と結びつき、狼＝父親への恐怖となって表れた、というアクロバティックな説明を行うのである。その説明が正しいか誤っているかはともかく、こうした状況は、ネグレクトされた子どもを見慣れた者には、別段珍しくもない状態だということは間違いなく言えるのである。

強迫症状は、通常、青年期以降に強まりやすい。ところが、不安定な愛情環境や過度に厳格な状況で育った子どもでは、早い時期から見られることが珍しくない。つまりシック・マザーのケースにも多いのである。性的倒錯も、愛情不足の環境で、不適切な養育を受けて育てられたケースでしばしばみられる。重度のシック・マザーのケースで、時折出会うものなのである。なぜそんなことが起こりやすいか、その理由を一言で言えば、子どもが適切に守られていないということになるだろう。保護者である親が寝込んで、他の人に育児や家事を頼らなければならない状況では、どうしても目が行き届かず、危険な刺激に触れる機会が多くなりやすいのである。

性的倒錯や強迫神経症の内容を問題にし、なぜそうした中身をもつ症状が成立したのかと問うときには、フロイトの解釈も一定の有用性をもつように思う。何らかの誤った学習が行われたのであるから、その学習の機会は、過去のどの時点かに存在するはずである。それをたどろうとする試みは、困難だが、正当な意義をもつ。フロイトの試みを、荒唐無稽だと笑うことはできないし、彼の解釈は一定の説得力をもつ。

しかし、そもそもなぜ性的倒錯や強迫神経症が生じたのかということを問題にした場合、子どもが適切な世話と関心を与えられていなかった状況を問題にする方が、意味があるだろう。

親の性行為を見てしまうことは、かつて恵まれない住環境で育つ多くの子どもに、珍しくもない体験だったと思われるが、近年、再び、そうしたことがよく起きるようになっているようだ。母親が次々と別の男を連れてきて、あられもない姿で関係するのを見せられて育った息子は、女性や性行為に対して、アンビバレントな見方をするようになり、幸福な形での恋愛や性的関係をもつことを妨げる。倒錯的な形で、歪んだ欲求を晴らそうとして事件になるということもある。そこに共通するのは、子どもが適切に守られなかったということである。

ウィニコットの貢献

フロイトのアプローチは、男の子の過去の外傷的体験に症状の原因を求めようとするものであったが、過去の外傷的体験として、母親の愛情不足という明白な状況よりも、性的な体験に重きが置かれ、男の子が感じた不安を、父親の凶暴な男性シンボルによって子どもが脅威を感じるという去勢不安やエディプス葛藤によるものとして説明しようとした。その背景には、フロイトが父権の強いユダヤの伝統的社会に属していたということもあるだろう。母親の愛情は、空気のようなものとして、特別な注意を払われることもなかったのである。

しかし、フロイトの末娘で、父親の精神分析の後継者でもあり、ことに児童精神分析に関心を注いだアンナ・フロイト（Anna Freud, 1895–1982）は、父親よりも母親の重要性に着目するようになる。アンナにそのことを強く印象付けたのは、彼女がナチスの迫害を逃れるため、父親とともにロンドンに移り、その近郊ハムステッドで営んだ戦時保育所での体験であった。母親から引き離された子どもたち、あるいは母親を失った子どもたちが示す状態を目の当たりにして、アンナは母親の愛情と関心が、子どもの心身の健康と成長にとって重要な役割を果たしていることを認めざるを得なかったのである。

同じ頃、アンナ・フロイトより一歳年下で、イギリスで小児科医として働いていたウィニコットは、精神分析にも興味をもち、子どもの遊びを治療や診断に取り入れるという手法を自分なりに発展させていた。その中で、彼は、子どもの問題が母親の問題を色濃く反映していることを強く感じるようになっていた。ことにウィニコットが注目したのは、乳児期や幼児期早期に、深刻な愛情不足や関わり不足が起きたケースで、深刻な問題がみられやすいということだった。窃盗や暴力、非行といった子どもの問題行動の背景に、そうしたケースが多かったのである。行動上の問題だけでなく、精神的に空虚感や存在不安にとらわれ、自分が何者なのか、確かなものが感じられないといった、今日でいえば、境界性パーソナリティ障害と診断されるような状態が認められやすいことにも気づき、その状態を「偽りの自己」と名付けたのである。

ウィニコットは、乳児期の子どもは母親からの全身全霊を傾けた関心と反応を必要としていることを確信するようになり、それを「原初的な母性的没頭（primary maternal preoccupation）」と呼んだ。母性的没頭が、何らかの事情で損なわれ、母親の愛情や関心が不足すると、子どもの自我は安定したものとして発達することができないと考え、母親の役割の重要性を強調した。

ウィニコットは、「あらゆる子どもは、自分のために不合理なほど情熱を傾けてくれる一人以上の大人を必要としている」と述べたが、それは、まさに、子どもにとって「太陽のようなお母さん」の存在が、生きるエネルギーと勇気の源泉であるということに他ならないだろう。もし母親が、雲に覆われて、たっぷりと温かい陽光を注ぐことができない場合、何らかの補いが必要になるが、それもかなわない場合には、子どもは日照不足の若芽のように、その成長に支障をきたしやすくなるのである。

母子の関係は、十か月という長い胎生期から、生物学的にも一体化したものとして始まり、誕生した後も、哺育《ほいく》というスキンシップに基礎を置いた密着した関係をベースに発達していく。ウィニコットは、このように一体化した母子の関係を、「母親と幼児のつがい（mother-infant coupling）」と呼んだ。乳児期に築かれた絆は、一、二歳に離乳した後も続く、半永久的な絆の土台となる。これは、その後ボウルビィが発展させる愛着理論へとつながっていく。

母性的没頭の重要性を痛感し、また母親の関心不足が、さまざまな子どもの問題の背景にあることに気づいたウィニコットが、母親との死別や別離以上に身近な問題として、母親の心身の不調や不安定が、子どもに深刻な影響を及ぼす可能性にも着目したのは、必然的な成り行きだった。子どもを診る子ども病院での診療を、「母親や父親の心身症を管理するためのクリニックと考えるようになりました」（ウィニコット

『子どもと家庭』、牛島定信監訳）と述べているように、しばしば親の心身の状態が、子どもの症状や問題行動として反映されることを目の当たりにして、親の側への援助を重視するようになったのである。

抑うつ的な母親の影響について、ウィニコットは、つぎのように簡略に述べている。「幼児が育児に没頭する母親を必要とする段階にあるときに、母親が他のこと、母親自身の生活に属することだけに気をとられている姿に遭遇すると、幼児はひどく心を乱します。幼児はこの局面に立たされると無限に落ち込んでいくような感じを持つのです」（前掲書）そして、次の症例を提示している。

妹の首を絞める少年

トニーという七歳の男の子は、危険な遊びを強迫的に繰り返した。それは、妹の首をひもで絞めるという行為だった。妹の生命に別条はない程度の絞め方ではあったが、見過ごしにはできない危険な「遊び」だった。

詳しく病歴を聴取すると、重要な事実が分かった。トニーの強迫行為は、母親のうつがひどくなると強まるということを繰り返していたのだ。母親が最初にうつになったのは、トニーが二歳の時であったが、うつになると、母親はまったくトニーを受け付けることができなくなり「自分の世界から締め出していた」のだ。

ウィニコットの助言に従って、ママがそばにいなくなると、どんな気持ちになるのかを、母親がトニーからよく聴いたところ、その症状は消えたという。


二歳のときに起きた母親のうつ状態が、トニーの心に何らかの傷を残し、母親がうつ症状を見せると、同じ強迫的な行為を繰り返させた。ウィニコットは、母親のトニーへの愛情を奪ったのが、うつ病だったと驚き混じりに述べ、母親のうつ病によって愛情を奪われたことが、トニーの強迫症状を引き起こしたと記している。

ウィニコットは触れていないが、このときの母親のうつは、妹が誕生した後の産後うつ病であろう。トニーは、妹という存在と、うつ病という病気とによって、二重に母親の関心を奪われたことになる。トニーの中で、妹に対するライバル心が芽生え、それが首を絞めるという行為になって表れたと考えられる。

ここで一つ重要なことは、その時点からみて五年も前の二歳の時の出来事が、トニーの心に長期的な影響を及ぼしたということである。

ウィニコットは、躁うつ病の親の場合には、うつ病とは幾分違った影響が認められることを記載している。親が躁うつ病である子どもに認められた特徴的な傾向は、相手の顔色や機嫌に対する極度な敏感さであった。「幼い子どもでさえ親の気分を如何に的確に計測するようになっているかは、驚くほどです。彼らは、一日が始まるときに、これをやるわけですが、時には、母親や父親の顔色をたえずうかがうような日さえ出てきます」（前掲書）

ウィニコットは、四歳になる男の子の例を挙げている。ウィニコットがその子の母親と話をしている間、男の子は汽車のおもちゃで遊んでいたが、突然顔を上げて、「ウィニコット先生、疲れていませんか」と尋ねたのだ。どうしてそう思ったのか、ウィニコットが聞き返すと、男の子は「先生の顔です」と答えた。実際、ウィニコットは、その日疲れていたが、できるだけそれを悟られまいと努力していたのだ。だが、四歳の男の子は、かすかな変化も見逃さなかった。

その子の父親は開業医だったが、躁うつの気分の変動があり、日によって調子が異なり、男の子は遊びの相手をしてもらえるかどうか、父親の気分や疲れ具合を見定めねばならなかったのである。

そうした場合に、子どもは気象予報士のように、親の気分の変動を予測する能力を発達させる。知能が高い子ほど、そうした高度な技を身につける傾向もみられる。しかし、どんなに子どもが神経を研ぎ澄まして、親の顔色を「計測」したとしても、ときには読み間違えや、予測できない事態も生じる。気まぐれで、誰にも予測できないような気分の起伏をもった親もいるのだから、やむを得ない。突然親の気分の変化に巻き込まれる事態は、子どもにとって、まさに青天の霹靂《へきれき》となる。ウィニコットは、「子どもたちは、注意深い観察によって親の気分変動に対処できることが分かりますが、それがひとつの外傷となるのは、気分変動の不意打ちを食らうときです」と述べている。

予測できない事態に見舞われ、心理的に動揺することは、子どもに有害な影響を及ぼしやすい。このことは、後の章でも繰り返し出てくる問題なので、記憶にとどめておいていただきたい。

こうした事態を避けるために、子どもは、「親の気分や癖」に対して、さらに精緻な観察と予測能力を発達させる。感情の渦に巻き込まれずに、かなりうまく対処することも多い。気象予報士が、低気圧や台風の接近と通過を取り扱うような態度で、親の気分変動の猛威を扱おうとする。そうした「訓練」は、子どもに特有の能力やパーソナリティを発展させることもある。それについては、また後の章で述べることにしよう。

ボウルビィの貢献　愛情剥奪から愛着理論へ

ウィニコットに続いて、シック・マザーの問題に重要な貢献をすることになるのは、ウィニコットより十一歳年下で、やはりイギリスの児童精神科医であるジョン・ボウルビィ（二八ページ）である。

ボウルビィは、はじめ心理学を学んだが、不適応児の学校で半年働いた経験から、家庭環境が子どもの発達に大きく影響するということを知り、この問題に関心を持つようになる。その後、精神医学と精神分析の訓練を積んだのち、ロンドンで児童精神科医として働き始める。第二次世界大戦がはじまったこともあり、戦争のために親を失ったり、親と離ればなれになったりした子どもにおきる反応についての研究が当初のテーマであった。そこからボウルビィは「母性愛剥奪」という概念をもちいて、子どもに起きる状態を説明した。

それは、当初、一部の不幸な子どもに適用される概念であったが、すべての子どもに当てはまる愛着理論へと発展した。どの子どもも養育者との間に愛着の絆を結ぶことによって、それを安全基地として、探索行動を活発に行い、社会的、認知的発達を遂げていくことができると考えるようになったのだ。ところが、愛着が損なわれ、養育者との間に不安定な愛着しかもてないと、子どもはさまざまな問題を抱えるようになる。

ボウルビィの当初の研究対象の中心は、施設に連れてこられた戦災孤児など、母親から引き離されることによって愛着が崩壊したケースであったが、彼はまた、もっと穏やかで緩慢な仕方ではあるが、子どもの発達や人格形成に影響を及ぼす問題、つまり親の情緒障害の重要性についても触れ、たとえば、次のように述べている。

「児童相談所で働いた経験のある分析家なら誰でも、次のような印象をもたれていると思います。つまり、訪れる子どもの親に、実にしばしばこうした情緒的問題が生じていること、また、親の問題が、子どもの困難をひきおこしたり、悪化させているこ とです。このことはあまりにもよく見られることなので、多くのクリニックでは、子どもが情緒的問題を解決するのを助けると同様に、親が自らの情緒的問題を解決するのを助けることに注意を向けています。フロイトはこのことにほとんど気づかなかったと思われるのは面白いことです」（ボウルビィ『ボウルビィ 母子関係入門』、作田勉監訳）。

母親と離れるといったストレス状況で、どういう愛着行動をとるかという反応パターンは、各人でほぼ一定していることが見出され、「愛着パターン」とよばれるようになった。ボウルビィの後継者たちによって、愛着パターンの研究は盛んに行われ、診断や分類法が確立されていった。

一般的な愛着パターンの分類は、まず安定型と不安定型に分け、不安定型はさらに、「回避型」、「抵抗／両価型」、「無秩序型（混乱型）」に分類される。

愛着パターンは、ある程度可塑性があり、養育者の関わり方が変わると、愛着パターンも変化するが、成長とともに、それは固定化した「愛着スタイル」になっていく。しかし、大人になって後にも変動する場合もある。これは、主に配偶者との関係が影響することによる。

虐待、ネグレクトとの関係

愛着障害が最初に取り上げられたのは戦災孤児との関係においてであったが、一九八〇年代頃から、再びクローズアップされるようになる。その舞台となったのは、イギリスよりも、虐待が急増したアメリカにおいてであった。十年程おくれて、虐待は日本でも次第に大きな問題となった。虐待やネグレクトによって、情緒障害、行動障害を示す子どもが急増し、児童相談所や施設に収容しきれない事態が今も続いているが、情緒障害や行動障害の背景に愛着障害が認められるケースが目立つようになったのである。

ただ、そこで混乱を来すことになったのは、発達障害との関係である。発達障害は、遺伝要因など、生物学的な基盤による神経発達の障害で、自閉症や注意欠如／多動性障害（ADHD）、知的障害などが代表的である。それに対して、愛着障害は養育環境の要因が非常に大きい。発達の問題と愛着の問題は、一部には影響し合う部分もあるが、独立した問題である。発達障害があっても、養育がうまくいけば、安定型の愛着が育まれる。自閉症児を対象にした研究（Rutgers et al., 2004）でも、五割以上で安定型の愛着を認め、高機能自閉症や自閉スペクトラム症（広汎性発達障害とも呼ばれる）では、健常児と安定型愛着の割合において差を認めていない。

ところが、虐待を受けた子どもに、発達障害と診断される子どもの割合が非常に高く、愛着障害の一部が、発達障害と診断されてしまっている可能性が出てきている。それは、言い換えれば、愛着障害か発達障害かを見分けるのが困難なケースが少なくないということでもある。

発達障害の診断が好まれるには、別の背景もあった。発達障害は、生物学的な原因による障害とされたので、発達障害だと診断されることは、少なくとも親を自責の念から救う。一方、愛着障害だと診断されれば、虐待やネグレクトが疑われているということになり、親は自分を責めることになる。

親だけでなく、診断する側にとっても事情は似ていた。症状や検査で見分けがつきにくい以上、敢えて愛着障害だと診断するよりも、発達障害と診断した方が、弱っている親をさらに苦しめないで済む。その結果、発達障害という診断が、実態以上に量産されることにもなり、子どもは、事実を正確に反映していない診断名をつけられることにもなった。ただし、それは医者が親の「共犯者」になるというよりも、まず親を支えることが、子どもを守ることにもつながるという配慮が働いた結果、そうした診断がなされた面もあると言えるだろう。

三分の一の子どもが不安定型愛着を示す

このように、愛着障害は、当初、養護施設や養父母に預けられた孤児や虐待やネグレクトを受けた子どもたちにおいて知られるようになった。だが、その後、研究が進むとともに、一般の児童にも対象を広げて調べられるようになるにつれ、まったく予想外な事実が判明する。意外にも、実の親のもとで育てられている子どもでも、当初考えられていたよりも高い比率で、愛着の問題が認められることがわかったのだ。安定型の愛着を示すのは三分の二に過ぎず、残り三分の一もの子どもが不安定型の愛着を示すのである。愛着障害と診断されるのは、不安定型愛着の中でも重度な、特定の愛着対象をもたないケースであるが、愛着障害と不安定型愛着の間にはっきりとした境目があるわけではなく、両者は連続した問題である。程度の差はあれ、「愛着スペクトラム障害」とでも言うべき子どもたちが、三分の一もいるということなのである。

これは、虐待やネグレクトが三分の一もの家庭で起きていると解されるべきなのだろうか？　それとも、元々子どもに備わった特性により、不安定型の愛着を示す子どもが、三分の一程度いるのだろうか。

元々不安定型愛着になりやすい先天的な気質があり、母親の努力とは無関係に、愛着の問題を起こしてしまうとすると、不安定型愛着になったとしても、それは親のせいばかりではないということになる。

この疑問を解決するには、不安定型愛着に、遺伝要因がどの程度関与しているかを明らかにする必要があった。

遺伝要因の関与する割合を知る方法としては、何組もの双生児を対象にした双生児研究がある。一卵性双生児と二卵性双生児で、二人ともが不安定型愛着である割合（一致率）を比べるのだ。もし遺伝要因の関与が非常に大きいとすると、遺伝的にはまったく同一である一卵性双生児では、一致率は一〇〇パーセントに近づき、遺伝的には通常の兄弟と同じくらい違っている二卵性双生児では、それほど高くならず、二つの一致率にはっきりと差がみられるはずである。逆に、環境要因が大きく遺伝要因の関与が小さい場合には、一卵性であろうが二卵性であろうが、同じ環境で育てられているので、不安定型愛着になる割合はあまり変わらず、両者の一致率には差がなくなる。

最初に行われた双生児研究（Finkel & Matheny, 2000）は二歳児を対象としたもので、結果は、一卵性での一致率は六三パーセント、二卵性では四四パーセントというものであった。両者の間に有意差を認めたものの、この研究で計測された遺伝要因の関与の割合は二五パーセント、環境要因の関与の割合は、七五パーセントと、環境要因の大きさを示すものであった。

就学前の双生児（平均年齢三歳七か月）を対象にした別の研究（O'Connor & Croft, 2001）では、一卵性の一致率が七〇パーセント、二卵性の一致率が六四パーセントで、この結果から環境要因の影響の関与は、八五パーセントと計測された。その後の研究でも、ほぼ同様の結果が報告されている。

このように、不安定型愛着には、やはり環境要因の関与が非常に大きく、一部には育てにくい気質なども関係しているものの、主に、母親の養育などの家庭環境の要因が非常に大きいと結論づけられたのである。

では、一般の子どもにも、三分の一もの割合で不安定型愛着が認められるという事実は、どう説明されるべきなのだろうか。三分の一にも上る養育者に問題があるということなのだろうか。いくら虐待が増えたとはいえ、子どもが愛着を形成する幼い段階において、そんなにも多くの家庭で、問題のある養育が行われているとは思えない。一体どう考えたらいいのだろうか。

折しも一九八〇年代半ばから、母親のうつが不安定型愛着を引き起こす要因となることを示唆する研究が次々と発表された（Radke-Yarrow et al. 1985; Cicchetti et al. 1998）。その背景には、全体的にうつが非常に増えているということとともに、虐待やネグレクトの背景として、母親のうつが少なくないということが知られるようになったこともかかわっていた。先に述べたように、出産した女性の三割が、ある程度深刻な産後抑うつを経験している。この頻度の高さは、三分の一もの子どもに不安定型愛着が認められるという事実を説明できるかもしれないのである。こうして、母親のうつ状態が、普通に養育されたと考えられている子どもにも、比較的高い頻度で不安定型愛着が認められる一因として浮上するのである。

その後の研究（Campbell et al., 2004 etc.）も含めて、母親のうつは不安定型愛着を引き起こす要因の一つとなり得ることが裏付けられてきている。ただし、うつの母親の子どもが、すべて不安定型愛着を示すわけでもないことも判明した。単極性のうつよりも、気分変動が激しい双極性や境界性パーソナリティ障害の方が、不安定型愛着を示しやすいこともわかってきた。だが、不安定型愛着の原因として、シック・マザーの問題が関与していることは、疑いない事実と考えられるのである。

縦断研究で明らかとなった広範囲な影響

母親のうつによる発達や人格形成への影響は、愛着形成の時期を過ぎても認められる。九〇年代以降、母親のうつの影響に関する研究は非常に盛んになり、愛着以外の認知的、社会的発達の面についても調べられ、子どもに多面的な問題を引き起こすことがわかってきた。

そうした中で特に重要な役割を果たしてきたのが、いくつかの長期間にわたる縦断研究である。その一つは、アメリカ国立精神衛生研究所のマリアン・ラトケ－ヤロウ（Marian Radke-Yarrow, 1918–2007）らが九十八人の母親とその子ども百九十二名（四組だけ一人っ子、それ以外は二人の子どもがおり、研究開始時の下の子の平均年齢が二歳半、上の子の平均年齢が六歳半）を、十年余りにわたって調査したコホート研究である。母親は、単極性（うつ病）群、双極性群（躁うつ病だけでなく、気分変動を伴う境界性パーソナリティ障害も含む）、健常群の三つのグループ（ほぼ同数）から構成された。

その結果は一九九八年に公刊されたが、うつの母親が子どもの発達、人格形成に広範囲な影響を与えることを、改めて浮き彫りにした。

うつの母親の子どもでは、単極性、双極性にかかわらず、癇癪を起こしやすかったり、衝動的だったり、集中力が乏しく、また、社会性の問題や引きこもりの傾向がみられた。抑うつ、不安、破壊的、反抗的行動については、単極性の方が双極性の母親をもつ子どもよりも高頻度に認められた。一方、母子の愛着に関しては、双極性の母親の子どもの方が、不安定型愛着の割合が顕著に高く、うつ病の母親の子どもでは、健常群より不安定型になりやすい傾向があるものの、双極性ほど顕著ではないという結果が示されている。

母親の養育態度については、単極性、双極性の母親ともに、健常群に比べて、イライラをぶつけたり、否定的な対応をしやすかったり、縛りつけるといった不適切な接し方が多い傾向がみられた。

皮肉なことに、母親が不適切な接し方をする場合、安定型の愛着を示している子ども方が、うつになったり破壊的行動に走りやすく、不安定型の愛着の子どもの方が、そうした問題が少なかった。この結果は、ある意味、母親が非常に不安定な場合や接し方に問題がある場合には、母子の愛着が弱い方が、母親の巻き添えを食うことから自分を守りやすいことを示唆しているとも言える。

子どものストレスに対するコーピング・メソード（対処法）としては、「一時的な回避」がもっとも多く認められ、ついで、「代わりの人を見つける」「頑張ってやり遂げる」「気持ちを押し殺す」「いい人になる」などが目立った。

うつの母親が抱えているストレスともっとも強い関連を認めたのは、配偶者との関係であり、ついで家計費の問題、大切な人を亡くしたことであった。

このほかにも、いくつもの長期的な研究が進められた結果、母親のうつの影響は、一過性のものでは比較的小さいが、反復性や慢性のものでは強まり、発達に広範囲な影響が出るとともに、パーソナリティの形成にもその痕跡を残しやすいことが明らかとなったのである。

疾患ごとの視点からシック・マザーという視点へ

シック・マザーの影響についての研究は、母親のうつを中心に進められたが、それ以外にも、境界性パーソナリティ障害やアルコール、薬物依存症でも調べられている。精神病性疾患については、マサチューセッツ州立精神科病院で行われた母子同伴入院の試みについての大冊の記録『精神を病む母親とその子どもたち』(原題 "Mentally ill mothers and their children" 1975 本邦未訳)が、今日でも非常に重要な文献であり、欠くべからざる研究成果だと言える。

また、近年は、シック・マザーとの個人的体験について綴った記録が、多数出版されるようになった。シック・マザーの問題で苦悩する人がいかに多いかを示している。しかし、これまでのところ、研究は、各疾患や状態ごとのものに限られており、それらをシック・マザーという視点で総合的に論じ、体系化したものは皆無である。現実に出会うシック・マザーは、単一の問題だけを抱えていることはむしろ稀で、いくつかの障害や問題を重層していることも多いこと、また、子どもにとって、悲しみの根源は、母親に元気がなく、不安定であるという疾患を超えた共通点にあるということを考えると、シック・マザーという視点で問題を捉えなおすことは、より有効な対処を考えるうえでも重要になると思われる。今後は、そうした視点での研究が進むことが期待される。

第三章　シック・マザーと不安定型愛着

なぜ親子関係がうまくいかないのか

子どもは母親との間に、安定した愛着の絆を結ぶことにより、その子の安定にとってもっとも重要な基本的安心感や信頼感を獲得する。また、母親を安全基地として、外界への探索行動を行うことにより、認知的、行動的、社会的発達を遂げていく。母親との間に成立した愛着パターンは、ある程度永続性をもった愛着スタイルへと発展し、大人になってからも、その子の対人関係のもち方を左右するのである。

愛着が障害されると、基本的安心感や信頼感がもてないため、常におどおどしたり、相手を信じられなかったり、対人関係が不安定になったりしやすい。また、認知、行動、情緒、社会性の発達においても、さまざまな困難を生じやすい。

前章でも述べたように、九〇年代以降、母親のうつ状態などにより母子の愛着が不安定になることが改めて注目されるようになり、不安定型愛着の一つの要因として重要視されるようになっている。うつだけでなく、気分の変動が激しい場合にも、愛着は障害されやすく、むしろその影響が強いと考えられている。

親子関係が、何かぎくしゃくするという場合は無論、親に対して過度に気を遣ったり、尽くしたりしてしまうという場合にも、しばしば不安定型愛着がひそんでいる。

親子関係が、なぜかうまくいかないという場合、不安定型愛着の可能性を考えてみる必要がある。

うつのときは子どもに対して愛情がわきにくい

こうした問題は、明瞭には自覚されないものの、日ごろの経験の中で漠然と感じられてきたことであった。たとえば、同じ自分の子でも、可愛くて、つい甘やかす子と、あまり可愛いと思えず関心が薄い子がいたりする。そうした場合、親自身が苦しい状況のときに生まれた子に対しては愛情がわかず、本人もそれを感じてぎくしゃくしやすくなるということがよくある。

その端的な状況が、母親がうつ状態のときに出産や子育てをした場合で、うつのときは子どもに対して、母親は愛情を感じにくいということが起きる。その後、親が元気を取り戻して、子どもにかかわろうとしても、関係はしっくりいかず、お互いにうまく愛情のコミュニケーションをとることができない。なぜなら愛着のベースが作られるのは、生後二歳くらいまでの間だからである。その間に適切にかかわることができないと、後でいくらそれを取り戻そうとしても、乳児期のようにすんなりとは絆も生まれにくく、気難しく反抗的な子どもを相手に苦労することが多いのである。

そう指摘されて初めて、はっと思い当たるということが多いのだが、それまでは、何となくうまくいかない、なぜか気が合わないと漠然と感じるだけである。母親のうつ状態や不安定な状態が、子育てやその後の子どもとの関係に、意外なほど影響している。あまり自覚されていないところで、親子関係の将来に影を落としているのが、愛着形成の失敗なのである。

うつだけでなく、母親が子どもに対して全身全霊を傾けた関心を抱くことを妨げる状態がある場合——身体的な問題や夫婦間のもめ事、家族の死などで母親の気が滅入っていたという場合——それが愛着の問題を引き起こす原因となり得る。

もちろん完璧な母親というものはないし、完璧である必要もないが、円滑な愛着形成のためには何が大切かを理解し、子どもに関わる際に、あるいは子育て中の母親を援助する場合にも、それを踏まえてアドバイスすることは有用だろう。

まず愛着形成の必要条件を見ていくことから始めて、シック・マザーと不安定型愛着の問題について考えていきたい。

スキンシップがないと生きていけない子ども

愛着の形成を考えるうえで、その土台となるのが、抱擁と哺乳を基礎とするスキンシップである。アメリカの心理学者ハーロウ（Harry Frederick Harlow, 1905-81）が行った有名な実験がある。マカクザルの子どもは母親から離されると、ほとんど育たずに死んでしまうが、母親に似せた人形を作って仔ザルに与えると、仔ザルは人形にしがみついて育つことができる。しがみつくものがあることが生存を可能にするのである。

人間でも同じことが起きる。マラスムス（marasmus）という現象が知られている。二歳以下の乳幼児では、ボディータッチが不足すると死亡率が非常に高くなる。そうしたことが十分認識されていなかった時代、施設に収容された乳幼児は、哺乳低下による低栄養や衰弱で死亡する例が多かった。体に触れることは、愛情と同じくらい、幼い子どもの生存と成長にとって不可欠なものなのである。それが知られるようになって、アメリカなどの乳児院では、時間がくると職員が、両側に並べたベビーベッドの間を歩きながら、両手で、赤ん坊の体を機械的にペタペタ触っていくということが行われたりした。それだけで死亡率が低下したのである。しかし、それで十分な愛着が育つはずもなく、施設で育った子どもたちは、さまざまなリスクを抱えることとなった。

しかし、ごく普通の家庭に生まれても、うつ病などの疾患により、母親の意欲や関心が低下し、母親がわが子に触れる機会が減ると、子どもの成長に深刻な影響を及ぼしかねない。それを食い止めるためには、母親からの関心やスキンシップの不足を補うことが必要なのである。

抱いたり撫でられたりすることは、子どもにとって、単に心情的な幸福を与えられるということに留まらない。母親が柔らかく、温かく子どもを抱くことによって、乳幼児の神経内分泌システムは働きが活発になり、成長ホルモンや神経栄養因子など、子どもの体や脳を育むための生理活性物質の分泌が促進される。

また、抱っこはオキシトシンやセロトニンの分泌を促すことが知られている。これらの物質は、不安を鎮め、自信や喜びを増す。ＡＤＨＤの子どもではオキシトシンの低下が見られやすく、一方セロトニンが不足した代表的な状態が、うつである。子どもが将来、自信や喜びに満ちて育っていけるか、いつも不安でおどおどし、気持ちが沈んでしまうかにも、幼い頃のスキンシップは影響すると考えられている。

温かいスキンシップが与えられないと、子どもの体も脳も成長が遅れてしまい、発達にさまざまな問題が生じ、情緒不安定な傾向を抱えることにもつながるのである。

子どもは常に親の反応を必要としている

抱っこやスキンシップとともに、子どもの愛着形成や発達にとって不可欠なのは、母親が子どもの言葉や動作に対して、迅速かつ豊かに応答することである。母親が子どもの求めているものを感じ取る「感受性」と、それに素早く、愛情豊かに応える「応答性」が鍵をにぎるのである。

即座に、必要な反応を返すためには、親は絶えず子どもの動きや声や息遣いに気を配っていなければならない。子どもが関心の中心にいて初めて、それは可能になる。親が、子どもの欲求や気分に鈍感であるという場合だけでなく、他のことに関心をとられていても、感受性や応答性の低下が起きる。

親が少しでも上の空だったり反応を返さなかったりすると、子どもはすぐ異変に気づく。ある実験が行われた（Tromick et al., 1977）。母親がわざと表情を変えず、無反応を装ったとき、赤ん坊がどういう反応をするかを観察したのだ。その結果は、かなり「ドラマチックな」ものだった。赤ん坊はほとんど瞬時に母親の変化に気づくと、注意を引こうとし始めた。それがうまくいかないと、そっぽを向くが、また試み、何度も同じことを繰り返した。ついに断念したときには、しょんぼり打ち萎《しお》れたという。

ところが、うつの母親の子どもでは、新生児期から、顔や声に対して反応が乏しく、注意を向けようとしない傾向がみられる。生後三か月から六か月の段階で、先ほどの実験のように、母親がわざと無表情な顔になっても、それに反応しない。これは、子どもが普段から母親の表情の乏しさに慣れっこになっているためだと考えられる(Field et al., 2009)。

世話をしないことだけでなく、子どもに関心を注がないことや反応を怠ることも、子どもを見捨てられた状態に置き、ネグレクトを生む。

シック・マザーは、病状や障害、抱えている悩みのために、子ども以外のことに気をとられ、子どもに対する感受性が低下してしまいやすい。母親のうつだけでなく、双極性障害や統合失調症、境界性パーソナリティ障害、薬物依存症などでも、母子の不安定型愛着のリスクを高める。子どもの欲求を感じて、応えてやりたいと思っても、精神的不調や体調不良によって体が思うように動かなければ、結果的に、必要な応答ができない。

シック・マザーが、シック・マザーの状態に陥っている所以のもっとも重要な点は、この感受性の低下にあると言えるだろう。たとえ、心身に病気を抱えていようと、感受性がしっかりと保たれ、子どもに十分な関心と配慮を払うことができるならば、その悪影響の多くは乗り越えられる。たとえ体が十分に動かなくても、子どもの気持ちを感じとり注意が払われているならば、子どもはそのことを感じ、自分は愛されていると思える。

うつの母親の子どもに対する関わり方と子どもの発達の関係を調べた研究（NICHD Early Child Care Research Network, 1999）によると、慢性的なうつの症状がある母親では、子どもと遊ぶときに、健常群よりも感受性が低い傾向がみられ、子どもには発達の問題や問題行動が多くみられたが、同じように母親がうつであっても、母親の感受性が高い場合には、子どもの発達や行動の問題は少なかったのである。

逆に言えば、心身が医学的に健康であっても、子どもに対して感受性が乏しい母親は、子どもの成長に支障や困難をもたらしやすい。子どもにとって、ある意味、シック・マザーと変わらないのである。

後の章で、シック・マザーの克服について考える際に、ここで述べたことは重要になる。

甘やかしてはいけないという思い込み

愛着の問題を生んでしまうもう一つの要因は、厳し過ぎたり、突き放したりする養育姿勢にある。その背後には、子どもを甘やかしてはいけないという、広く信じられている思い込みも一役買っている。

昔は、抱き癖がつくということがよく言われた。泣いてすぐに抱いていると、抱き癖がついて、甘えん坊になってしまうというものだ。これは、愛着理論からいうと、見当違いだということになる。「幼い子どもが泣いたら、すぐに抱っこすべきか」という問いに対する愛着理論の答えは、イエスである。

安定型と不安定型の愛着を示す子どもと母親を観察したところ、安定型の子どもの母親は、子どもが泣くと、すぐに反応して抱っこをする傾向があるのに対して、不安定型の子どもの母親では反応が鈍く、なかなか抱っこしようとしない傾向がみられた。

母親にその理由を尋ねると、大抵次のような答えが返ってくる。

「泣いたからといって、すぐに抱っこしていたら、甘えん坊になってしまう。我慢することも覚えさせないと」

この母親の言い分は、もっと上の年齢の子どもについてなら、正しいかもしれない。しかし、〇歳や一歳の子どもに関する限り、間違いである。こうした親は、泣くことで、子どもが親を思い通りにしようとしているとか、親を困らせようとしていると受け取ることさえある。〇歳の子どもの泣き叫びを、まるで、悪知恵の働く大きな子どもの企みのように、悪意に解釈するのだ。子どもはただ、自分が育つのに必要なものを本能的に求め、声を限りに泣いているだけなのに。

こうした思い込みは、今も広く見られるものである。高い教育を受けた、知的な女性でも、そう信じている人が少なくない。しかし、もし〇歳の子どもに、我慢を教えようとしているとしたら、それは悲劇の種をまいているようなものである。子どもは逆に、強情になったり、攻撃的になったり、反抗的になって、先々親を困らせることになりかねない。

後の章でも述べるが、シック・マザーにみられやすい典型的な性格の一つは、完璧主義や潔癖な傾向が強く、自分にも周囲にも厳し過ぎるということである。物事が期待通りにいかないときに、余計にストレスを感じやすく、うつを始め、さまざまな精神的問題を抱えやすい。

完璧を求め厳しくなりすぎるという傾向は、子育てにおいても出てしまいがちだ。そのため、子どもに対してあり余る愛情を抱いている場合でも、子どものためにと思って、必要以上に過酷に接してしまったり、欲求をすぐに満たす代わりに、わざとそれを我慢させようとしたりする。

こうした子育て態度のすべてが悪いわけではない。我慢を覚えさせることは、一歳半を過ぎた頃から、次第に重要になってくる。

しかし、ウィニコットが何度も強調していたように、〇歳の子どもに必要なのは、母親のすべての注意が子どもに注がれることであり、些細な変化にも、母親がすぐに反応し、その欲求を素早く満たしてやることである。そうした母性的没頭があって初めて、しっかりとした愛着の絆が結ばれていく。

抱き癖がつくことは、まさに愛着の絆が形成されているということであり、良いことなのである。抱くことによって、気持ちの安定だけでなく、心身の成長が促される。むしろ、抱いてもらえなくても、泣きもしない子どもこそ、大いに心配である。青年期以降に精神的な問題を引き起こすケースでは、小さい頃は手がかからない子だったと、親が回想することが多い。

〇歳のときに、母親が子どもの泣き声に敏感に反応し、すぐに抱っこをした子どもは、安定型の愛着を築くことで、将来、対人関係で、親密さや信頼をもちやすくなる。一般に信じられてきたのとは逆に、泣くとすぐに抱っこしてもらえた子どもの方が、ある程度大きくなると、自立して、冒険心に富み、泣いたり母親にしがみついたりすることも少ないのである。

過保護も愛着を歪める

こう述べてくると、過保護な養育が最良だと言っているように受け取られるかもしれない。確かに、一歳半くらいまでは、過保護と見まがわれるくらい、愛情をかけ、スキンシップをとった方が、結果的には安定した人格に育ちやすい。しかし、そこには、過保護とは本質的な違いがあることも理解しておく必要がある。

子どもにとって最良の母親とは、子どもの欲求に対して敏感な感受性と迅速かつ豊かな応答性をもつことだと述べたが、そこで注意してほしいのは、あくまで主役は子どもであるということだ。応答性とは、応答する側が主役ではないのである。子どもが発するサインに対して、それを素早く感じとり、子どもが必要としている反応を返してやることが求められるのである。

それに対して、過保護な親というのは、感受性、応答性の面で、子どもの求めるものとズレてしまう。過保護な親は、自分が欲していることを、子どもの必要性とは無関係に与えるのである。ときに、子どもは嫌がっているのに、そのことを無視して与え続ける。その結果、子どもの主体的な欲求の成長が阻害されてしまう。

そうした親をもつことは、子どもにとって有難迷惑な状況を生む。それは、愛着にも影響する。子どもが求めていることと、親が与えようとすることは、微妙にすれ違い続けるからだ。子どもは、いつも何かしっくりこない、ディスコミュニケーションの状況に置かれ、自分の意思がないがしろにされていると感じる。

シック・マザーの一部のタイプには、相手の気持ちや欲求を読み取るのが苦手な傾向がみられ、一方的な過保護や支配に陥っている。

臨界期の存在

シック・マザーの影響は、子ども時代のどの時点においても認められるが、非常に影響が大きい時期と、影響が少ない時期の違いが厳然と存在する。それは、愛着の形成と関係している。取り返しのつかない重大な影響を及ぼしてしまう敏感な時期は「臨界期」と呼ばれるが、その期間は、〇歳から二歳までであり、ことに重要なのは、六か月から一歳半の一年間と考えられている。養育者との間に愛着の絆が形成されるのが、まさにこの時期に当たるためである。

愛着は、刷り込み現象と似ている。刷り込みよりは修正が利くものの、この時期にしっかりとした愛着形成がなされないと、親との間に愛着の絆が結べないだけでなく、生涯にわたって、誰との間においても、安定した愛着の絆を維持、発展させることができにくくなる。

六か月までに養家に預けられた養子は、実の子同様に育つ。ところが、六か月を過ぎて養子に出されると、養父母は大変手こずることが多い。しかし、まだ一歳までならば、愛着の絆を結ぶことができる。もっとも困難なのは、二歳を過ぎて養家に来た養子で、養父母に懐かないなどの深刻な問題を生じやすい。ただし、長期的な愛着の安定を左右するのは、子どもの年齢よりも、養母の愛着の安定性だとする研究(Veríssimo & Salvaterra, 2006)もある。

いずれにしても、この期間、母親が病気で十分な関心を注げなかったり、他の養育者のもとに預けられたりした場合、それに類似した影響を蒙ることになる。

近年では、これまで愛着形成が始まっていないと考えられていた六か月未満の時期においても、実はそのプロセスが進行していることが裏付けられてきている。それについては、後でも触れたい。

下の子どもほど深刻な影響を受けやすい

臨界期が存在するということは、きょうだいがいる場合、下の子どもほど、深刻な影響を受けやすいことを意味する。例えば、母親がうつになったとき、小学一年、三歳、〇歳の三人きょうだいがいたとすると、もっともダメージを蒙るのは、〇歳の子、その次は三歳の子であり、小一の子はもっとも影響が小さいと考えられる。

ある研究（Bagner et al., 2010）は、それを裏付けている。それによると、もっとも強く影響が認められたのは、誕生から満一歳までの最初の一年間だったのである。別の研究（Campbell et al., 2004）は、母親のうつが、満三歳の時点まで反復したり持続する場合、不安定型愛着を引き起こす危険が高まるが、早い時期に短期間で回復した場合には、愛着への影響は小さかったという。

幼い頃の愛着タイプと、その後の母親のうつの影響の関係を調べた研究（Milan et al., 2009）によると、三歳の時点で安定型の愛着を示す子どもでは、その後母親がうつになった場合も、不安定型の子どもに比べて、うつの症状が軽度であった。一方、無秩序型の愛着を示す子どもでは、母親のうつによって、子どももうつになる危険がもっとも高かった。

ただし、もう少し年齢が上がると、愛着の安定性と表面化する問題は必ずしも一致しないことに注意する必要がある。安定型愛着を示す子どもの方が、母親の病状に強く影響を受けることもあるのだ。しっかりとした心の絆が結ばれているがゆえに、その不調や不在は大きな悲しみを引き起こすのである。

その意味で、先に紹介した、マリアン・ラトケ－ヤロウらによるコホート研究(Marian Radke-Yarrow, 1998) の結果（六五ページ）は意味深長である。母親の問題が深刻な場合、母親との愛着が安定型の子どもの方が、問題行動やうつを多く示したのである。つまり、上の子どもの方が破壊的な行動やうつの頻度が高かった。それに対して、下の子に多かったのは不安症状である。不安症状は不安定型の愛着に伴って、しばしばみられやすいものである。

三人の子どもの母親、Yさんのケース

Yさんが精神的に不安定になって入院したのは、三番目の子どもが二歳のときで、上に小学三年生と一年生の子どもがいた。いずれも女の子である。入院の数か月前から塞《ふさ》ぎこみがちで育児や家事にも支障が出ていたのだが、逆に一、二週間前から急に朗らかになり、出かけたまま夜になっても帰ってこなかったり、カードで高額な買い物をしたりした。双極性障害にともなう躁状態だった。二か月の入院で落ち着いたものの、夫とは離婚。その後は、Yさんの両親と三人の子どもたちとで暮らした。再入院することなく通院治療だけで経過。一時期、元気になって、一年近くパートに出ていたこともあった。しかし、うつの症状が、ときどきぶり返して、家事が手につかな

いことも多かった。

小三だった上の娘は、よく気がつき母親に協力的で、家事もよく手伝った。学校時代を通じて、特別に問題になる行動もなく、高校を卒業するとスーパーに就職し、給料から進んで生活費も出してくれた。

小一だった真ん中の子は、四年生頃から次第に反抗的になり、母親から注意されると、「病気もちが」とか「家事もろくにしないくせに」と、母親を馬鹿にした言い方で刃向かった。学校でも、生徒や教師とトラブルになることがあったが、学校を休みがちになることはなかった。高校を卒業すると就職したものの、給料は自分一人で使って、生活費を一切出そうとしない。

二歳だった一番下の娘は、上の二人に比べると内気で、不安が強く、母親にべったりの傾向があった。小学校では特別問題もなく過ごしたが、友達と遊ぶよりも、一人でビデオをみたり、ゲームをするのを好んだ。中学二年のときに急に学校を休み始め、いろいろ手を尽くしたが、もとのクラスには入れないまま、不登校児童を対象にした教室に通いながら中学を卒業。通信制高校に進んだ。

もちろん、その子の気質なども影響するが、このケースのように、母親が不調になった時期が臨界期に近い子ほど、後で問題が出やすいというのが、一般的な傾向である。不安が強く、対人関係から引きこもる場合と、反抗的で、トラブルを起こす場合の二つにわかれる。不安定でも母親のかかわりが多かった子では、不安が強く依存的な傾向がみられやすく、母親があまりかかわらなかった愛情不足の子には、反抗的で攻撃的な傾向がみられやすい。この点については、次の愛着のタイプの項でも見ていきたい。

このケースの場合、母親の発病は、下の子にもっとも大きく影響したものの、下の子は、その後も母親から一番愛情をかけてもらえたのに対して、二番目の子は、母親の関心が薄い状況が、その後もずっと続いたと考えられる。

また、愛着形成という点では安定し、一見問題がないように見える長女についても、自己犠牲的で他者本位的な傾向は、シック・マザーの子どもに、よくみられるパーソナリティの特徴でもある。

時期によって、性質の異なる臨界期がある

生まれて間もないときには、子どもは母親を見分けることも覚束《おぼつか》なく、愛着はまだ不完全なものである。誰であれ、心地よく保護してくれる存在であれば、子どもは幸

せそうに見える。

人見知りが始まるのが、大体六か月頃からであることが多いが、それは、身近で親しんでいる人とそうでない人を見分けるようになったことを示しており、愛着が自覚的、他覚的にも形成されてきたことの表れである。したがって、六か月より前に母親から離されても、さほど影響がないように見える。

しかし、実際に、満二か月以内という早期に実母との分離を経験したケースで、一歳半の時点での発達を調べると、それ以降に分離がなされた場合に比べて、社会的、対人的能力の発達が顕著に悪かったのである。言語的な能力の中でも、社会的能力との関係がより強い、受容的言語能力が特異的に低下していた。人よりも物に対する関心がより強く、観察するよりも操作することを好み、より衝動的であった。それに対して、認知的な能力の発達では、あまり差がみられなかった。

まだ、母親と他の人物の区別も覚束ない時期においても、すでに愛着形成や対人的発達のプロセスが始まっており、赤ん坊だからまだわからないだろうというわけにはいかないのである。生後、早い段階で母親を奪われた子どもは、兆し始めた対人的な関心を後退させ、代わりに物への関心を発達させると考えられる。

一方、六か月を過ぎての母親からの分離は、子どもに、傍目からも明らかな変化を引き起こしやすい。混乱や抑うつ的な反応が出現しやすくなる。特に、抑うつ的な傾向は、母親と再会した後も残りやすく、一年程度経過した時点でも認められる。その一方で、認知的な発達や物への関心よりも、対人的な関心や能力が優れている傾向がみられる。分離の時期によって、質的に異なる影響が認められるのである。

母親と離された後の抑うつは、「見捨てられ抑うつ」と呼ばれてきた反応でもあるが、こうした傾向は、愛着がより確立し、まだ母親への依存が強い、二、三歳頃にピークになり、その後、成長とともに影響は小さくなっていく。このタイプの子どもでは、失われた愛着対象を回復しようとして、関心や愛情を得ようと対人関係に多くのエネルギーを投入するようになり、物的な関心や認知的な発達よりも、対人的な関心や能力を高めていくという説明も可能だろう。

愛着障害には、二つのタイプが知られている。一つは、周囲の誰にも関心を示さなくなり、甘えたり抱っこを求めたり、かまってもらおうとすることもないタイプで、「抑制性愛着障害」と呼ばれる。もう一つのタイプは、逆に誰にでも見境なく近づき、甘えたり抱きついたりするタイプで、「脱抑制性愛着障害」と呼ばれる。

両者のタイプの違いが生まれる背景には、性別や母親の養育態度による影響、遺伝要因なども関与していると考えられるが、母親との分離からの期間が重要になる。分離の直後ほど抑制型になりやすく、時間が経つにつれて、脱抑制型になりやすい。脱抑制型の状態は、大人になっても続くことが多い。

愛着のタイプ

ボウルビィの理論を発展させた発達心理学者のメアリー・エインスワース（Mary Ainsworth, 1913-99）は、子どもと母親を分離し、また再会させるという場面設定における子どもの反応を観察することで、愛着のパターンを三つに分類した。「安全感のある愛着（secure attachment）」、「安全感のない回避的な愛着（insecure avoidant attachment）」、「安全感のない、抵抗的／両価的な愛着（insecure resistant/ambivalent attachment）」である。それぞれ、「安定型」、「回避型」、「抵抗／両価型」と呼ばれることが多い。「抵抗／両価型」は、「不安型」と呼ばれることもある。

安定型では、母親から離されると、泣いたりして不安を示すが、それが過度というほどではなく、母親が現れると素直に再会を喜び、母親に抱かれようとする。大体六割強の子どもに、このタイプの愛着パターンが認められる。

安定型は、十分なスキンシップとともに、母親が良好な感受性と応答性をもち、子どもの欲求や必要を感じとって満足や支えを与えられることで、安全感や信頼感が培われた幸運なケースである。

それに対して、回避型では、母親から引き離されるといった不安が高まる場面でも、ほとんど無反応で、母親と再会しても、目をそらし、抱こうとしても自分からしがみつこうとしない。このタイプの愛着パターンは、一割五分〜二割の子どもに認められる。

抵抗／両価型（不安型）では、母親から離されると、激しく泣いて、不安を強く示す一方で、母親が再び現れて抱こうとしても怒りが収まらず、それを拒んだり、接近を嫌がったりする。しかし、一旦接近を受け入れると、長くくっついて離れようとしない。このタイプは一割程度に認められる。

その後、メインとソロモン（Main & Solomon, 1990）は、いずれにも当てはまらない四番目のタイプとして、「安全感のない、まとまりのない／方向性を欠いた愛着(insecure disorganized/disoriented attachment)」というタイプの存在を報告した。「無秩序型（非体制型）」と呼ばれるタイプで、「混乱型」と呼ばれることもある。「回避型」「抵抗／両価型」「無秩序型」を合わせて、「不安定型」と呼ぶ。

無秩序型では、一貫性のない矛盾した行動パターンを示すのが特徴で、回避型の反応と、抵抗／両価型の反応が無秩序に入り乱れた状態を呈する。まったく無反応かと思うと、激しく泣いて強い不安を示したり、怒りを表したりする。肩を丸めるなど、親からの気まぐれな攻撃を恐れているような反応を見せたり、逆に親を突然叩いたりすることもある。また、動きや反応がいつも同じだったり、円滑さを欠いていたりする。

養育者の関わり方が愛着パターンを決める

子どもの愛着パターンは、遺伝要因の関与は少なく、大部分養育者の関わり方によって決まると考えられている。それを裏付けたのが、すでに述べたように、双生児研究の結果である。愛着スタイルに関しては、圧倒的に生まれよりも育ちなのである。養子研究もそれを裏付ける上で重要な役割を果たしている。

例えば、キャスパーズらは、養子に出された子の実の親に、アルコール依存や反社会的な問題を抱えていたケースで、愛着パターンに影響が出るかどうかを調べている(Caspers et al., 2007)。結果は、実の親のアルコール依存症の有無、反社会的な問題の有無は、いずれも子どもの愛着パターンには無関係で、養育者の影響が大きいことを示すものだった。

では、どういう養育態度が、どういう愛着パターンを生みだしやすいのだろうか。

経験的に知られていた事実が、研究によって裏付けられてきている。

回避型を生む原因としては、スキンシップの不足、感受性、応答性の不足が挙げられる。もっとも顕著なケースは、幼い頃から、親が育児を放棄して施設に預けられた子どものケースである。しかし、一般の家庭でも、回避型の愛着パターンがみられることは少なくない。そこでは、しばしば無自覚のネグレクトや強制が起きていることが多い。

ある研究（Bell & Ainsworth, 1972）によると、回避型の子どもの母親は、子どもが泣いていても抱っこするまでの時間が長い傾向がある。母親が子どもや子育てに対して、拒絶的だったり無関心だったりする場合にも、子どもは母親にかまってもらうよりも、ビデオや一人で遊べるおもちゃを与えられ、応答的な刺激が不足した状態で育つ結果、回避型の特徴を養いやすくなると考えられる。

抵抗／両価型にもっとも典型的な背景は、母親の不安が強く、感受性や応答性が行き過ぎていたり、ズレている場合で、本人が必要としていないときも、手出しをし過ぎたり、かまい過ぎたりして、本人を過度に依存させ、主体性を侵害しているという状況である。母親が一方的に関わりをもち、子どもが関わりを求めた際には、無視したり、拒否したりする。そういう対応では、子どもは、甘えていいのか悪いのかわからず、宙づりの状態におかれやすい。

子どものことを常に否定したり、過度に支配したりする親も、子どもにとっては、甘えたいが甘えられない存在になっていく。愛情を求める気持ちと傷つけられる恐怖の狭間で、子どもは立ち往生し、固まるしかない。わざわざ養育者から離れたところで泣いていたり、抱かれようとすると嫌がるそぶりを見せたりする両価的な子どもの反応は、養育者が厳し過ぎたり、叱り過ぎたりしている場合にみられやすい。

無秩序型に典型的な背景は、虐待である。虐待された子どもにもっとも多いのは、無秩序型の愛着パターンであり、被虐待児の約半数にこのタイプが認められる。しかし、虐待がないケースにも認められ、また、虐待かどうかは、一見しただけではわかりにくい場合もある。

無秩序型の愛着パターンは、心理学的に解釈すると、養育者を求める気持ちと恐れる気持ちが同居することによって生じると考えられる。子どもは母親に接近して甘えたいが、同時にそうすることが母親を不機嫌にし、傷つけられる危険がある。しかも、親の対応が気まぐれで一貫性を欠いたものになることにより、子どもはどう振る舞えばいいのかわからなくなる。そうしたジレンマに日々おかれることによって、子どもの行動は方向性を失い、混乱を来す。

子どもは、母親から愛しているというサインと、お前なんかいない方がいいという相反するサインを送られ、それが気まぐれに変動することによって、予測がつかなくなっている。ダブルバインド（二重拘束）の状況におかれた結果、アンビバレントな態度や、すっかり混乱した反応を示すと考えられる。

それが、もっとも顕著な形で起きやすいのは、母親が境界性パーソナリティ障害を抱えていて、気分や対人的態度が両極端に振れる場合だと言える。さっきまでは、あんなに優しく抱きしめてくれた母親が、自分に見向きもしなかったり、近寄ろうとすると、体を払われたりする。上機嫌にしていたと思うと、急に攻撃的になったり、ふさぎ込んで死にたいと言いだしたり、自分を傷つけたりする。

予測のつかない形で、心理的な衝撃や不安にさらされ続けることは、この世界や他人というものが、非常に移ろいやすく、不安定で、脆いものであるという認識を、強く刷り込むことになる。その結果、絶えず相手の顔色をうかがうようになり、薄氷を踏むように暮らし、誰とも安心した関係をもてなくなっていく。

混乱を自らコントロールしようとする子ども

無秩序型の愛着パターンの形成においては、恐怖や不安が予測できないということが、事態を悪化させている。気まぐれに襲ってきて、秩序立ったコントロールが不可能な状況におかれることが、子どもに、気まぐれで無秩序な行動パターンを引き起こしているのである。

ソロモンらによると、このタイプの子どもの遊びでは、しばしば、「大惨事と無力感」が中心的なテーマとして繰り返し見られる。それは、予測のつかない、気まぐれな脅威に絶えずさらされていることを反映している。そうした痕跡が思春期から青年期になっても残っているケースに、しばしば出くわす。箱庭を作ったり、絵を描いたり、ときには小説風の物語を書いたりするとき、場面の中で理不尽な攻撃や破壊が起こり、それに対してなす術もなく蹂躙《じゅうりん》されるという結末を迎える。「不条理な死」「不条理な破壊」がメインテーマとして繰り返される。

パーソナリティ障害の母親から虐待を受け続け、盗みを強要された少年Dは、その母親に対する殺人未遂事件を起こした。Dが物語という形で繰り返し描いたのは、当初、母親を殺して死刑になるというストーリーであった。やがてそれは、自分が交通事故の被害者になり片足を失うが、慰謝料と障害給付金によって、何不自由のない生活を送るというストーリーに変わった。Dにとっては、たとえ片足を失おうと、決まった生活費が与えられる安定した生活が夢だったのである。

混乱から子どもたちが回復していくとき、不条理な破壊のイメージが次第にある秩序によってコントロールされたイメージへと変化し、それがさらに現実化していくというプロセスを、しばしば経験する。それは、混乱を何とか安定へと向かわせる心的な働きだと言えるだろう。

そうした傾向は、愛着パターンの変化として、もっと早い時期から観察されることが知られている。無秩序型の乳幼児が成長し、六歳頃になると、子どもの方が親をコントロールするという特徴をもった愛着パターンが、少なからずみられるようになる。「安全感の乏しい統制型愛着（insecure controlling attachment）」と呼ばれるもので、この「統制型」は、さらに二つのタイプに分かれる。

一つは、親を叱ったり拒否したりすることで、親をコントロールしようとするタイプで、あたかも子どもの方が命令し、決定する立場にあるかのように振る舞う。もう一つは、子どもの方が親の心配ごとの相談に乗ったり慰めたりして、親の方に合わせるタイプで、まるで子どもの方が親の保護者であるかのように振る舞う。親の顔色をみて機嫌を取るように、明るく陽気に振る舞うのも特徴である。

子どもの方が保護者のように振る舞うという行動パターンは、シック・マザーの子どもにはしばしば認められるものである。子どもの方が、親に対し「強迫的に面倒を見る」ことも珍しくない。親の苦痛や不安を取り除こうと、けなげな努力をし、子ども自身の欲求や願望を我慢してしまうことも多い。

薬を飲もうとしない母親に、どうにかして薬を飲んでもらおうとする子どももいる。彼氏に捨てられて、死にたいと泣き崩れている母親を慰めたり、ときには、復縁の手助けをしたりすることもある。

こうした行動を示す子どもは世話好きで、いつも周囲から相談を持ち込まれ、自分のことよりも人のことに奔走するといった、奉仕の精神に富んだ人格を育んでいくことも多いが、同時に、相手の要求を無下に拒否できず、相手の顔色を見過ぎて、周囲から支配・利用されることも多い。後でも述べる依存性パーソナリティと呼ばれるパーソナリティタイプに発展しやすいのである。

このタイプは、不条理に襲い掛かってくる面倒事に対して、それを保護者のように受容し、対処する術を身につけることで、理不尽な事態に一定の秩序とコントロールを及ぼそうとしていると考えられる。しかし、それは幼い心に、しばしば無理を強いている。辛うじて保っていたコントロールを失うと、以前の混乱した状態に退行を起こしてしまうこともある。突然、無関心な状態に陥ったり、激しい怒りに囚われたり、アンビバレントな態度を強めたりする。このタイプの人にしばしばみられる解離状態も、そうした退行パターンの一つとして理解できる。

さまざまな問題行動の背後にある不安定型愛着

母親（養育者）との間の不安定な愛着は、早い段階では成長不良や発達の問題として表れ、成長するにつれ、さまざまな問題行動や精神障害の形をとって表面化する。どの愛着パターンの子どもに、どのような問題が現れやすいかを理解しておくことは、シック・マザーの子どもにみられやすい問題を理解するうえで、しばしば役に立つので、ここで簡単にまとめておこう。詳しくは、後の章でみていきたい。

回避型のケースでは、反抗や攻撃性などがみられやすく、暴力的傾向や反社会的傾向に発展することもある。自分の寂しさやつらさを言葉にして言うのが苦手で、自分には問題がないと考えがちであるため、ストレスが身体的な症状となって表れやすい傾向もある。

抵抗／両価型（不安型）では、人見知りや不安が強い傾向がみられ、分離不安障害（母親から離れることに強い不安を感じる障害）や全般性不安障害などの不安障害にかかりやすい。回避型では攻撃性が外に向かいやすいのに対して、抵抗／両価型では、内に向かいやすく自分を責める傾向もみられる。そのため、うつにもなりやすい。ミネソタ親子プロジェクトからのグリーンバーグの報告（Greenberg, 1999）によると、不安障害を認めた十七歳の青年において、乳幼児期に安定型だった人よりも不安定型だった人の方が三・七倍も多く、特に両価型だった人の割合が高かった。両価型だった子では、不安が強く、受動的で、自信に欠け、引っ込み思案で、押しが弱い傾向がみられるという。また、新奇な対象に関わることに臆病であった。

無秩序型では、感情や思考の混乱だけでなく、アイデンティティや意識の混乱を来しやすい傾向もあり、将来、境界性パーソナリティ障害や解離性障害になりやすい。不安の強さが両価型にことに特徴的であるのに対して、解離症状を起こしやすい傾向は、回避型や無秩序型に優位に関連している。トラウマ（心的外傷）の影響を取り除いても、そうした関連がみられるという。

統制型は、それを克服しようとして成立したタイプだと考えられる。それによって表面的な安定が維持されているわけだが、その根底には、無秩序型の不安定な構造が残遺しており、離別や孤立といった強いストレスによって、統制による防衛メカニズムが破綻すると、混乱状態を露呈することになる。

いじめの背景にも、不安定型の愛着が認められやすい。不安定型愛着は、いじめる側にもいじめられる側にも関連している。いじめる傾向の子にもっとも多いのは、回避型であり、いじめられる傾向の子にもっとも多いのは、両価型（不安型）であった。

ワインフィールドらの研究（Weinfield et al., 1999）によると、早期に回避型の愛着を示した子どもでは、保育所や小学校において、遊び相手をいじめる傾向がより高かったという。また、両価型と回避型の子どもが一緒にいると、両価型の子が、回避型の子にいじめられるというケースが多かった。それに対して、安定型の愛着が早期に認められた子では、いじめることもいじめられることも少なかったという。別の研究も、回避型の子どもでは、遊び友達に対してより敵対的な態度をとったり、スケープゴートにしたりすることがみられやすいことを報告している。

就学期に認められた敵対的行動やいじめは、さらに形を変え、青年期にまで持続している可能性がある。エッグランドとカールソン（Egeland & Carlson, 2004）は、青年期に反社会的な行動が認められたケースでは、生後一年から一年半の期間に、回避型の愛着を示したケースが、統計的有意に多いことを報告している。

愛着との関連で注目されるもう一つの病態は、依存症である。不安定型愛着があると、さまざまな依存症になりやすい。ジョージア州エモリー大学のインゼル教授は、愛着と中毒（依存）には、共通する点が多いことから、共通する生物学的基盤がある現象ではないかと論じ、共通する基盤として、報酬系であるドーパミンシステムを推定している（Insel, 2003）。愛着システムが安定しないことにより、そこから得られない満足（報酬）の不足を補うために、何らかの依存対象や依存物質に頼ってしまうということが考えられるのである。

また、早期の不安定型の愛着は、ひきこもり行動とも関連すると言われる。自己評価が低く、予測不能な脅威にさらされた無力な存在と自分をみなしていた。親を予測不能な脅威とみなすこともあれば、親自体を無力な存在とみなしていることも多い。それ以外にも、不安定型愛着の子どもでは、後年、社会的コンピテンス（能力）が低い傾向や学業不振が認められやすいという。

遺伝要因と育てにくい気質

このように、愛着形成において圧倒的に重要なのは、母親の養育態度をはじめとする環境要因で、遺伝要因の関与は、比較的小さいと考えられている。先に述べたように、不安定型愛着に遺伝要因が関与する割合である遺伝率は、二割五分～二割以下と、かなり低いものであった。発達障害が、七～九割、パーソナリティ障害でも五～六割とされているのと比べると、不安定型愛着においては、環境要因がいかに大きいかがわかる。

だが、愛着パターンの決定に、子どもが生まれもった気質などの遺伝的特性が影響していることも間違いない。遺伝要因が関係した子どもの気質によって育てにくくなり、不安定型愛着のリスクを高める部分も、関与の割合は小さいが存在している。新生児の段階において、後に抵抗／両価型や混乱型の愛着パターンを示す赤ん坊は、イライラしやすかったり、ストレスに対してネガティブな反応を強く示したりする傾向がみられ、母親が扱いづらいと感じることが多いとされる。その一方で、母親も子どもに対して反応が乏しかったり、過度にコントロールしようとする傾向がみられ、子どもの遺伝的気質と母親の反応性が相互作用を起こしていると考えられる。

同じ遺伝子が有利にも不利にも働く

遺伝要因の関与について、双生児研究よりもさらに精度の高い解析を可能にしたのが、分子生物学的な方法による遺伝子変異の解析である。

不安定型愛着に関連する遺伝子変異として最初に見つかったのは、D４ドーパミン受容体遺伝子の変異で、繰り返し配列が通常より多く、四十八塩基対縦列反復（48bp

VNTR）と呼ばれる領域が、通常は二回または四回反復するところを七回反復していた。この変異タイプのドーパミン受容体は、通常のタイプよりも働きが弱いことがわかっている。この変異が最初に見つかった子どもは、無秩序型の愛着を示していたが、その後の研究で、無秩序型の愛着パターンを示す子どもの六七パーセントで、この遺伝子変異が認められることがわかった。それに対して、安定型の愛着を示す子では二〇パーセント、回避型では五〇パーセントの頻度で認められ、この遺伝子変異をもっている子どもでは、無秩序型になるリスクが、もたない場合の四倍になると計測された。

ちなみに、この遺伝子変異は、ＡＤＨＤ（注意欠如／多動性障害）との関連も認めており（Smalley et al. 1998）、不安定型愛着を示す子どもがＡＤＨＤを伴いやすい理由の一つは、この辺りにもあると考えられる。

さらに、この遺伝子変異は、不利にばかり働くのではなく、ときには有利に働いていることもわかってきた。つまり、母親が通常の情緒的コミュニケーション能力を示す場合には、この遺伝子変異をもつことは不利に働き不安定型愛着のリスクを高めるが、母親が混乱した情緒的コミュニケーションを行う場合には、むしろ不安定型愛着になるのを抑える方向に作用していたのである。これは、遺伝要因と環境要因が複雑な相互作用を行っていることを示す一例であるが、この事実はまた、一見不利に見える特性も、実はもっと困った事態を避けるために役立つ場合もあるということを示している。

母親が混乱した情緒的コミュニケーションを行う場合には、それに対して、子どもの方も感受性をもたない方が、傷つきを避けられるのかもしれない。このタイプの母親に対して、子どもが、この遺伝子変異をもたない場合、子どもが通常の感受性をもつことによって、愛着形成にも余計破壊的に作用してしまうと推測される。

このことは、後の章で、統合失調症のような深刻な精神疾患を抱えた母親の影響と子どもの成長を考えるときに重要になるが、精神疾患の母親に育てられても、必ずしも子どもの愛着が致命的なダメージを受けるわけではないという事実は、こうした仕掛けによって、被害を防ぐ仕組みがあることによるのかもしれない。

不安の強い気質とセロトニン・トランスポーター遺伝子

遺伝要因の関与のうち、もう一つよく知られるようになっているのは、セロトニン・トランスポーター遺伝子の変異である。セロトニン・トランスポーターは、うつ病や不安障害とも関連の深い神経伝達物質セロトニンが、神経細胞の軸索先端からシナプスと呼ばれる間隙に放出された後、それを再び取り込む働きをしているタンパク質である(トランスポーターは「運び手」の意)。遺伝子の変異によりトランスポーターが効率的に作られないと、再取り込みがスムーズにいかなくなり、オン・オフのメリハリが利いた伝達が行われなくなることで、セロトニン系の信号伝達機能を弱めてしまう。つまり、不安を抱きやすくなったり、うつになりやすくなったりする。

セロトニン・トランスポーター遺伝子には、短い配列(s)のものと長い配列のもの(l)があり、遺伝子は父親と母親からもらったDNAが一本ずつ合わさってペアになっているため、s/s、s/l、l/lの三つの組み合わせがある。短いタイプほどトランスポーターを作る能力が低い。s/s型の人では、子どもの頃から不安を覚えやすく、うつになりやすいことが知られている。脳のレベルでも、ネガティブな情動の中枢である扁桃体《へんとうたい》の活動が活発で、ストレスホルモンの放出が多い傾向がみられる。些細な刺激も不快に受け止めやすく、愛着形成にも影響することが予想されるが、実際、無秩序型の愛着パターンを示す子どもには、s/s型が多いのである。

また、短い配列のタイプでは養育上の悪影響が強く出やすいこともわかっている。母親の反応性が乏しくても、l/l型の子では影響を受けにくいが、s/s型やs/l型の子どもでは、影響を受けやすく、不安定な愛着パターンを示しやすい。

一般に、六〇～七〇パーセントの子どもが、s／s型かs／l型であり、l／l型の子は三〇～四〇パーセントにとどまる上に、母親がうつ病や不安障害に罹患しているケースでは、子どももその遺伝形質を共有している場合も少なくない。その場合は、不安やうつの傾向を母子が共有することで、悪い影響が出やすいと考えられる。

このように、子どもの側の要因と母親側の要因が絡まり合い、不利な面が重なり合うことで、不安定型愛着を生じる危険を増すと考えられている。悪循環を作りやすいという意味でも、母親のうつや不安障害は、重要な問題だと言える。

大人の「愛着障害」

シック・マザーの影響は、大人になったときの愛着スタイルにも影響を及ぼす。成長後も愛着の問題がしばしば持続し、それを発見する方法として開発されたのが、成人愛着面接（The Adult Attachment Interview; AAI）と呼ばれる構造化面接法である。

検査の方法は、親（養育者）について、それぞれ五つの形容詞を上げてもらう。つぎに、その一つ一つの形容詞について、当てはまるエピソードを回想してもらう。また、親との離別や心が傷ついた体験がないかを尋ね、それについて語ってもらう。

この検査の眼目とするところは、被験者が子ども時代の親（養育者）との関係で、どの程度一貫性のある心理的体験をしたかをみることである。その程度によって、次の三つのタイプのどれにあてはまるかを判定する。

①自律型（autonomous）
②愛着軽視型（dismissing）
③とらわれ型（preoccupied）

自律型は、それぞれの形容詞について、それが表す具体的な体験を豊かに思い出して語ることができ、子ども時代の体験に対して一貫した態度を示し、過去や現在の親や養育者との関係について客観的に振り返ることができる。ネガティブな体験に対しても、共感や許しの気持ちを示し、親（養育者）について肯定的に語る。

愛着軽視型は、自分の子ども時代について一応ポジティブな見方を示し、親（養育者）との関係についても、ポジティブな形容詞で表現するものの、それを具体的に表す経験については、あまり生き生きと思い出すことができない。親（養育者）との関係については、大して重要なことではないという態度を示すのも特徴である。

とらわれ型は、子ども時代や親（養育者）との関係について冷静に振り返ることが困難なタイプで、ネガティブな見方や感情を示したり、曖昧な答えしか返さなかったり、そうした質問をされることに怒りを表わしたりする。

どれか一つに当てはめるのが難しい場合は、分類不能型とする。分類不能型も、自律型ではないという意味で、判定の意義がある。克服の途上にある場合、タイプの混在が起きて分類不能型を呈することがある。複数の親、養育者に対して、タイプが異なるという場合もある。

もう一つのチェック項目は、親（養育者）との離別（死別）や外傷体験についての質問に対する反応である。この質問に対して、混乱や沈黙、拒否的な反応を示した場合は、未解決型（Unresolved）と判定する。大人になっても、親との間に未解決な問題を抱えることは、自分と夫や自分と子どもとの愛着に影響し、それを不安定にしやすい。その点をどう克服していくかが、重要な課題となる。

自律型を示した人は、安定型の愛着に相当し、愛着の問題はおおむね認めない。信頼し合ったパートナーシップを確立し、維持することができやすい。

一方、愛着軽視型は、回避型に相当する。脱愛着の傾向を示し、過去の傷つきを切り離し、蓋をしてしまうことで安定を保っている。人には頼らず、自分の力だけを当てにし、独立独歩型、一匹狼型のライフスタイルをもちやすい。親密な関係を避けたり、人を信頼できなかったり、権力や仕事の業績や金の力といった人間の気持ち以外のものを信奉することで、自分の価値を守ろうとする。

とらわれ型の人では、親（養育者）との傷ついた関係が、今も生々しく心を捉えており、親を求める気持ちと憎んだり拒否する気持ちが混在したまま葛藤している状態にあると考えられる。対人関係においてもアンビバレントな感情に囚われたり、過剰に傷ついたりして、不安定になりやすい。

愛着がすべてというわけではないが、愛着に問題を抱えると、その後の発達にも何かと支障が生じやすくなる。ただ、愛着とは無関係に発達していく部分も少なくない。発達とは重層的な現象であり、土台の上に次々と積み上げられていくが、土台が少々不完全であっても、積み上げの作業が止まるわけではなく、それなりに積み上げが進行していく。立派に積み上がったために、土台の問題が一見まったく目立たないという場合もある。何かの拍子に、動揺が与えられて初めて、土台の問題が露呈するのである。

第四章　シック・マザーと子どもの発達

シック・マザーが、本来の養育機能を十分発揮できない影響は、すでに述べた愛着形成にとどまらず、身体的、認知的、社会的な発達の面や、感情のコントロール、ストレス耐性、自己肯定感など情緒的、心理的発達の面にまで広範囲に及ぶ。病状などによる養育機能の低下だけでなく、シック・マザー自身が抱える未解決な問題や偏った認知などの影響が加わることで、子どもはさまざまな不適応行動や精神的な問題を呈しやすくなる。

本章では、まずシック・マザーが子どもの発達に及ぼす影響をたどった上で、シック・マザーの子どもが陥りやすい不適応行動をどう理解し、どう対処したらよいのかについても考えてみたい。

シック・マザーとＡＤＨＤ

幼い子どもにとって、生きるエネルギーの源泉だとも言える母親の不調は、子どもを直撃し、さまざまな問題となって症状化する。母親にうつ病があると、子どもは、社会的、心理的、認知的な欠陥を引き起こしやすく、子どももうつ病や行為障害などの精神医学的な障害を抱えやすい。

インディアナ大学医療センターの小児科医、モリス・グリーン（Morris Green）教授は、母親のうつの可能性を示唆する乳幼児の徴候として、次の七項目を挙げる。①過剰に泣く、②イライラしやすい、③不安が強い、④活気がない、⑤無気力である、⑥食餌や睡眠の問題、⑦成長の遅れ

もう少し年齢が上がった幼児では、さらに次の徴候が加わる。①激しく頻繁な癇癪、②母親を蹴る、引っ掻く、叩く、かみつくなどの行為、③息が詰まる発作（泣きすぎたときなどに起きやすい）、④無軌道で反抗的な行為

さらに、学童期では、次の徴候がみられやすいという。①多動、②注意散漫、③攻撃的行動、④低い自尊感情、⑤友人が少ない

これらは、ＡＤＨＤなどの発達障害で認められやすい特徴でもある。

実際、母親のうつだけでなく、双極性障害、統合失調症などの精神病性障害でも、子どもがＡＤＨＤと診断されるリスクが、それぞれ二・六倍、五・一倍、四・一倍と増加を認めている（Figueroa, 2010）。しかし、父親がそうした疾患をもつ場合には、影響が認められなかった。また、母親のアルコール依存症や不安障害、運動機能障害などの身体疾患でも、リスクの増大が示唆されている。先にも述べたように、ＡＤＨＤの遺伝要因が、一部ではあるが不安定型愛着と重なる可能性があり、そうしたケー

スでは、母親が不調の場合、不安定型愛着とＡＤＨＤが悪循環を形成しやすいだろう。ＡＤＨＤがあっても、年齢とともに、破壊的な行動や攻撃性といった行動上の問題がみられなくなる場合と、強まっていく場合があり、後者の要因として、母親のうつや養育態度の問題がかかわっていると考えられる。百八組のＡＤＨＤの子どもと母親を対象にした研究（Chronis et al. 2007）によると、母親にうつ病があった場合には、その後の問題行動がひどくなる傾向がみられたが、母親がうつのケースでも、幼いうちに積極的に子どもに関わって子育てを行っていたケースでは、子どもの行動の問題が少なかったという。

子どもに行動上の問題が認められた場合、昨今は、発達障害という視点で扱われることが多い。つまり、子どもの側の問題を重視した視点となる。ＡＤＨＤと診断された子どもには、投薬治療が行われることもある。しかし、その一部には、子どもの問題だけでなく、母親の不調、つまりシック・マザーの影響によって悪化した二次的症候群も含まれることはあまり認識されていない。

残念ながら、子どもの症状を見ただけでは、両者の鑑別は非常に困難である。グリーン教授も指摘しているように、母親が医療機関に子どもを連れてくる場合、子どもの問題行動と、自分の病状との関連を自覚しているケースは稀《まれ》である。母親はほとんど例外なく、子どもに生じている問題を子どもの問題として捉《とら》えている。子どもの問題を、自分が現在陥っているうつ状態や不調と結びつけて考えることさえ、なかなか難しい。ましてや、数年前に陥っていたうつ状態と関係しているとは、思ってもみないだろう。医療側にも、その点における認識が乏しいのだから、なおさらである。そのため、問診によっても、そうした背景は一切浮かび上がってこないことも多い。うつ状態は、本人にも周囲にも自覚されにくいのが実情であり、ましてや子どもが幼い頃のこととなると、忘れていることも多い。

子育ての年齢にある女性にみられるうつ状態は、中高年のうつ状態とは違って、一見しただけでは、まったく普通に見えることも多い。体の動きが緩慢で、見るからに弱々しいといったＰＭＤ（精神身体症状）と呼ばれる典型的なうつ症状が軽度であるケースが主体であるため、詳しく問診しないとわからない。人に会うときには、頑張って「普通」を装うということも多い。若い年齢層のうつでは、うつがずっと持続するケースは少なく、むしろ気分の波があるケースが大部分を占め、うつになったり、割に元気に動けたりという変動があるので、余計につかみづらい。単なる怠けや疲れと思って、見過ごされていることも多い。

治療者や援助者が、その点に注意を払って、現在および当時の母親の状態を細かくたどる必要がある。

発達障害と紛らわしい場合も

こうした子どもは、やがて学校で不適応を起こし、非行に走ったり、不登校に陥ったりしやすい。それに対して、子どもの側だけを問題視する視点では、間違った対応をしてしまう危険がある。「情緒障害」や「行動障害」、さらには「発達障害」という診断をし、ラベリングを施すことで、傷ついた自尊感情を、さらに傷つけてしまいかねない。

しかし、実際のところ、医療の側も、子どもの「症状」を中心に診て、その「症状」に基づいて診断を行っている。発達障害の診断基準のどこにも、母親の状態や養育状況による影響が強い場合は診断から除外するといった言及はない。診断基準を満たせば、「発達障害」という診断がついてしまう。「発達障害」という診断が、あまりにも浸透したために、支援者も、「発達障害」という視点で、こうしたケースの子どもを見ることになる。

「発達障害」は、あくまで「生物学的な基盤を有する神経発達の障害」であり、多くは遺伝要因や、胎生時、出産時の神経系の損傷などによるものとされ、母親の関心や養育の問題といった「心理社会的要因」によるものは排除されるというのが、本来の定義である。それに対して、虐待やネグレクトといった「心理社会的要因」によるものは、「反応性愛着障害」として理解される。

ところが、母親のうつといった、一見マイルドな心理社会的要因の影響には、あまり関心や考慮が払われることなく、「情緒障害」「行動障害」といった症状だけを問題にした曖昧な診断を行うか、「発達障害」というくくりに当てはめるかになりがちである。「特定不能の広汎性発達障害」といった診断が用いられることもあるが、これもあくまで発達障害という観点での診断である。一つには、「愛着スペクトラム障害」のような、反応性愛着障害ほど重度ではないが、愛着の障害に焦点を当てた診断カテゴリーが存在しないという診断基準の欠陥にもよる。

だが、母親のうつの影響は、それだけでは捉えきれない。母親のうつは、愛着のみならずもっと広範な発達に及び、しかもそれらの影響は、愛着形成が行われる乳幼児期を過ぎている場合でも認められる。また、愛着の安定性に関係なく、ときには、安定型愛着の子どもの方に、行動上の問題が強く認められる場合もある。つまり、愛着の障害という理解だけでは、こうした事実は説明がつかない。愛着を介する影響も重要だが、愛着への影響とは別の機序で起きる心理社会的要因による影響も想定する必要がある。

心理社会的な環境要因によって、症状化や複雑化を来した「発達障害」を、筆者は「外傷性（複雑性）発達障害」として提唱した（二〇〇六）。母親のうつなどのシック・マザーの状況も、虐待や母親の不在などとともに、子どもの発達過程を損ない、外傷性発達障害を生じると考えると、愛着障害を伴う場合は無論のこと、安定型愛着の場合でも、母親がうつなどの疾患を抱えている子どもでは、行動上の問題や社会性の問題が多く認められるという事実も説明できる。いわゆる「発達障害」の中には、シック・マザーの影響によって引き起こされた、二次的な発達障害も含まれると考えられるのである。

通常の発達障害と外傷性発達障害を比べると、外傷性発達障害では、症状が幾分非定型的だが、激しい行動化を伴うなど、深刻なケースも多い。ただ、その一方で、環境要因の関与が大きい分、環境的な問題が改善すると、症状が大きく改善することが多いのが特徴である。

非行といった問題行動が深刻なケースは、ほぼ例外なく外傷性（複雑性）発達障害として理解した方が現実にマッチしており、通常の発達障害とは区別して考えるべきだろう。

幼い頃ほど発達への影響が大

このように、シック・マザーに伴いやすい問題として、愛着への影響と並んで重要なのは、認知的、行動的、社会的発達に対する影響である。うつを始めとして、母親の病的な状態は、愛着をベースとする基本的安心感や信頼感の確立という人生最初の課題の達成を困難にするだけでなく、子どものさまざまな能力の発達にも影響を及ぼすことが明らかとなってきた。

近年、知能のような、これまで遺伝要因が強いと考えられてきた能力についても、環境要因の関与が想像以上に大きく、環境要因が遺伝子の発現そのものを左右すると考えられている。適切な刺激が与えられれば、その子の能力は最大限に発揮されるが、優秀な遺伝子を備えていても、必要な刺激が与えられないか、不適切な刺激ばかりが与えられれば、障害レベルにとどまってしまうことも起こる。

六か月から一歳半の時期は、愛着形成にとってもっとも重要な臨界期であることは既に述べたが、認知や情動のコントロールや社会性の発達においても、非常に重要な時期である。この時期、脳の中でも、もっとも人間らしさに関与する領域である前頭前野が急速に発達を遂げるからである。

生まれ落ちたとき、体に比して子どもの頭は非常に大きいが、それでも、子どもの脳は最終的な大きさの四分の一でしかない。最初の半年で二倍になり、三歳までに、さらに二倍になる。四歳くらいまで、子どもの中枢神経系は急速に発達し、脳の重量は成人の八割に達する。

神経系が急速に発達するこの時期は、胎児期と同様に、一生を左右する大事な時期である。胎児期の間も、外部環境の影響を完全には免れないが、子宮という神の器によって手厚く守られている。抱っこしてやらなくても、子どもは母親の胎内に、常に抱かれている状態に保たれる。母親が健康でさえあれば、栄養や排泄《はいせつ》の心配もない。

しかし、ひとたび、胎外に出ると、外部環境の影響は無力な嬰児に、荒々しく迫ってくる。母親に抱っこされ、世話をされ、話しかけられて育った子と、泣いていても放っておかれた子の環境の差は大きい。それは、心身の発達だけでなく、世界や人生といったものに対する態度にさえ影響することになる。

神経系が急速に発達を遂げる時期であるだけに、この時期のトラブルは、非常に重大な影響を残しやすい。バランスのとれた適度な刺激が与えられることが、スムーズな発達にはとても重要なのである。

母親のうつの影響が幼い頃ほど強く、かつ後々にまで及びやすいのも、そのためである。例えば、一、二歳までに母親がうつだった場合と、学校に上がる直前にうつだった場合を比べると、子どもの学校での問題行動は、長い時間を隔てているにもかかわらず前者の方が顕著である。

母親のうつと子どもの問題行動の関係を調べた研究（Shaw et al., 2000）によると、八歳の時点での子どもの問題行動は、一歳半ないし二歳の時点での母親の抑うつ傾向と強い相関（相関係数 r=0.73）を示したが、五歳半の時点での母親の抑うつ傾向との相関は、それに比べると弱いものであった（相関係数 r=0.27）。時間的には、五歳半の時の方が、八歳の現時点に近いにもかかわらず、六年半も前の、母親の状態の方が、強く影響していたのである。

母親のうつの影響は、子どもの母親への依存度が高く、母親と一緒に過ごす時間が長い時期ほど、大きくなりやすい。母親から自立し、一緒に過ごす時間が少なくなるにつれて、その影響は小さくなっていく。他の疾患でも同様の傾向が見られる。

主体性をもち始めた頃、虐待も起きやすい

母親の腕の中や膝元でおとなしく過ごしていた一歳までに比べて、よちよち歩きを始める満一歳から満二歳の時期は、危険にも遭遇しやすく、文字通り目が離せない時

期に入る。哺乳などの体力的負担は、満一歳までの方が大きいにもかかわらず、育児における喜びや満足度は、二年目に入ると低下すると言われるほどだ。

自分の意志を持ち始め、運動機能や認知機能の飛躍的発達が起きるとともに、夜泣きをしたり、機嫌を損ねるとなかなか泣き止まなかったり、言うことをきかなかったりといったことも見られるようになる。なすがままだった最初の一年間とは、次第に勝手も違ってくる。気難しく、敏感で、頑固な子どもを扱うのは、母親にとって、かなりストレスとなる。うつになりやすい性格であるメランコリー親和型気質の持ち主では、完璧主義で、きちんとしたいという思いが強いため、思い通りにならない子どもに対して、苛立《いらだ》ったり、落ち込んだりしやすい。強く叱ってしまった後で、自己嫌悪に駆られるということも多い。

受動的だった時期から、主体性を持ち始めた時期に、いかに柔軟に対応するかが、子どもの発達にとっても、子どもと母親との関係にとっても、非常に重要になる。この時期の対応を間違えると、学校に上がってからも子どもの問題行動で悩まされることになりやすい。

しかし、うつ状態になると、本来は愛情深く、根気強い母親でも、子どもが思うようにしてくれないことに、イライラしやすくなる。その結果、無理強いしたり、そっぽを向いたり、脅しや罰を与えることで思い通りにしようとしたり、ということが起きやすくなる。子どもの主体性が目覚める頃、虐待も起きやすいのである。子どもの主体性を、親への反抗で腹立たしいこととらえると、感じるストレスも大きくなってしまうが、自分の意志の萌芽で、喜ばしいこととしてとらえることができれば、そのことで少なくとも落ち込む必要はなくなる。

言語的発達、社会的発達への影響

母親の役割は多面的である。母親は抱っこし、乳を飲ませ、おむつを替え、世話を施し、安心感を与えてやるだけではない。絶えず話しかけ、子どもの発するささいな仕草にもすかさず反応することで、言語的、社会的発達の基礎作りにもかかわっている。

子どもの将来の知的発達や学業成績、社会的能力は、幼児の頃にどれだけ多くの言葉に触れていたかに左右されるという。そして、幼児期の子どもの語彙は、母親がその子とどれだけおしゃべりするかに、大きく関係している。ある研究（Huttenlocher et al., 1991）によると、よくしゃべる母親の子どもは、無口な母親の子どもに比べて、一歳八か月の時点で、平均して百三十一語、二歳の時点で、二百九十五語、語彙が豊富だったという。

また、別の研究（Hart & Risley, 1995）では、両親の社会経済的状況と、家庭での子どもとの会話量、相互的な関わり、言語能力の発達の関係を調べるために、生まれてから二歳半までの間、専門職、労働者、生活保護世帯の三つの社会階層に生まれた子どもたち計四十二人の家庭を、毎月一回訪問して、家庭生活の場面を一時間ビデオに記録した。そして、三歳の時点で言語発達テストを行った。

その結果、言語発達が優れていたのは専門職の家庭だったが、その子どもたちは、一時間当たり平均で二千百五語の言葉を聞いていた。それに対して、労働者世帯では、千二百語、生活保護世帯では、六百語にとどまった。

専門職世帯の親は、生活保護世帯の親より三倍の頻度で、子どもに話しかけ、一時間平均で三十回、子どもに対して肯定的な反応を返していた。これは、労働者世帯の二倍、生活保護世帯の五倍に相当した。

しかし、うつ状態のときには、普段はよくしゃべる親であっても口数が減り、子どもに対する反応も減ってしまう。精神的に不安定な母親では、内的な思考に囚われやすくなり、周囲への関心が低下する。行動も抑制される結果、子どもに対する反応や働きかけが乏しくなる。うつ状態の母親は、子どもと目を合わす回数が減り、また、子どもに合わせた幼児語を使う頻度も少なくなる。

うつ病などのシック・マザーの子どもでは、対人的な反応や相互的関与が乏しくなる傾向がみられる。別の研究（NICHD Early child Care Research Network, 1999）によると、うつの母親をもつ子どもでは、向社会性や協力的行動が減ってしまう。しかし、母親にうつの傾向があっても、母親の感受性が保たれていれば問題は緩和される。母親が精神病性疾患の場合、影響はより深刻で、集団適応の問題を生じやすい（Niemi et al., 2005）。母親の不調や応答性の乏しさは、子どもの社会的発達にも影響するのである。

健康な母親は、絶えず子どもに話しかけ、積極的に関与し、子どもの注意や関心を掻き立てる。子どもが反応すれば、即座に、それに対してポジティブな反応を返す。そうした中で、子どもは相互的関係性に目覚め、それを楽しむようになる。しかし、うつなどを抱えたシック・マザーでは、それを十分行うことができない。病状によってそれが困難な場合もあれば、アルコールや薬物、その他の嗜癖《しへき》的な行動によって妨げられることもある。

自閉症が疑われたケースも

母親に重度なうつがあり、適切なフォローがなされなかった場合、子どもは自閉症が疑われる状態を呈する例さえある。この事実は、母親のうつが子どもの言語的発達や社会性の発達に深刻な影響を与えることを、顕著にあらわしている。

例えば、ある一歳九か月の男児の場合、言葉の発達の遅れと奇妙な反復行動が認められたため、自閉症が疑われた。この幼児は、奇声をあげながら、一風変わった動作を繰り返すのだった。診察した児童精神科医は、母親の様子もおかしいことに気づいた。母親は、わが子にも医師にも、ろくに反応を示さず、ただ黙って座っているばかりだった。母親は、男児を出産した直後から、重いうつ病にかかっていたのだ。夫は留守がちで、うつの母親と幼い子どもだけが残されていた。男児の相手をしてくれるのは、ほとんどテレビだけで、男児のお気に入りは、カンフーのドラマであった。何と、奇声と奇妙な仕草の正体は、カンフーの真似だったのである。

ただちに、母親のうつ病の治療が開始され、男児は、遊戯療法のグループに通うことになった。そして、夫に対しては、もっと妻子にかかわるように助言がなされた。その結果、わずか六か月で、男児は正常な言語発達を取り戻したのである。

シック・マザーに伴ってみられる発達障害は、生物学的な要因の強い場合と違って、適切な対処や療育を行うと、一般に回復が良いのが特徴である。このケースの場合も、一番の原因となっていた母親のうつ状態が改善し、子どもに対しても必要な働きかけや刺激が増えたことによって、本来の発達軌道に復することができたと考えられる。シック・マザーのような環境要因によって起きる子どもの問題は、適切な対処さえ行えば、回復が良いことを示す例でもある。

発達障害が疑われた女性のケース

十代後半の女性が、万引きで逮捕され、施設に送られてきた。女性の母親は、女性が四歳のときに、統合失調症を発症し、それ以降入退院を繰り返していた。小学校に上がって間もなく、両親は離婚したため、女性は、父親のもとで暮らしてきた。おとなしく、一人で絵を描いたりして遊ぶのを好んだ。小学四年生の頃から、いじめを受けるようになり、学校では余計にしゃべらなくなった。中学校に上がっても、いじめが続き、不登校になって家にひきこもると同時に、万引きをしたり、火遊びをしたり、物を壊したりすることが目立つようになって、とうとう施設に入ることになったのである。

施設にやってきた当初は、自発的なコミュニケーションが乏しく、対人関係を避けるなどの傾向が強かったため、自閉スペクトラム症が疑われたが、家庭から離れて施設で安心して生活するようになると、まるで別人のように対人関係にも積極的になり、「みんなと生活するのが楽しい」と語るようになった。

生物学的な要素の強い本来の発達障害のケースや、反応性愛着障害であっても、早期に愛情剝奪を受けたケースでは、自閉的な症状の改善は容易でないことが多い。しかし、このケースの場合、母親の発病が四歳のときと、臨界期を少し過ぎていたことから、愛着形成へのダメージも比較的小さく、落ち着いた環境に移ったことで、急速な改善を示したと考えられる。

虐待、ネグレクトなどに伴い発達障害と極めて類似した状態が出現することが近年知られるようになり、杉山登志郎氏（精神科医）は、「第四の発達障害」と呼んだ。筆者が、養育の問題や外傷体験など環境的要因により症状化や複雑化を来した発達障害を、「外傷性（複雑性）発達障害」として提起したことはすでに述べた。

非行などの問題行動を起こす「発達障害」のケースでは、ベースに愛着障害があったり、シック・マザーの問題があったり、いじめなどの外傷体験を抱えていたりして、不利な環境要因による修飾、いわゆる「二次障害」が加わっているものが大部分である。シック・マザーのケースでは、病状によるかかわりの不足だけでなく、その後の養育の問題（過干渉など）も加わることで、非行など問題行動のリスクも高まりやすい。しかし、その一方で、母親が安定化することで、子どもの状態や問題行動が劇的に改善するチャンスもあると言える。

これに関連して付け加えれば、本来の「発達障害」についても、母親のうつの問題は無縁ではなく、実は別の意味で深く関係している。近年、自閉スペクトラム症などの発達障害の子どもをもつ母親に、うつ状態が高頻度に見られることが報告され、その影響や対策に関心が高まっている。わが子の発達は、親にとって重大な関心事であり、健診などで遅れや異常を指摘されることは、大変な衝撃である。日々の対処に疲れ、慢性的なうつ状態がみられるケースも少なくない。母親のうつが子どもの成長に及ぼす影響を考えると、それは二重に不幸な事態である。子どもの発達にさらに悪影響を及ぼすことも懸念される。子どもの良好な予後のためにも、発達障害の子どもだけでなく、親への支援が、非常に重要だと言える。

反応の乏しさは人間関係を遠ざける

シック・マザーの子どもが、社会性や対人関係の発達において、どのような不利益を蒙りやすいかについて興味深い角度からアプローチした研究を紹介しよう。

ケンブリッジ大学のデイル・ヘイ（Dale Hay）教授らは、外来の看護師が、母親がうつ状態の乳児（三〜六か月）と遊んだときの反応と、健康な母親の乳児と遊んだときの反応を比較した。結果は驚くべきものだった。母親がうつ状態の乳児と遊んだとき、子どもたちの反応が乏しかっただけでなく、看護師たち自身も、テンションや熱意が下がるのを感じ、反応が平板で乏しくなり、結局、子どもと遊ぶ時間も短くなってしまったのである。

この結果は、うつ状態の母親と一緒に暮らしている子どもでは、その子自身の反応が乏しくなるだけでなく、周囲から得られる反応や積極的な関心、熱意も乏しくなってしまう可能性を示唆している。

これは、臨床的な経験からも非常に頷けるところである。ネグレクトを受けた子どもでは、こちらが関心を注ごうとしても、それに対して素っ気ない反応しか返してこないため、関心が「息切れ」してしまいやすい。構いたくても、取りつく島がないということも多い。うつの母親の子どもでも、よく似たことが起きやすいと考えられる。

シック・マザーと子どもの不適応

シック・マザーの状態は、子どもの広範囲な能力の発達や適応に影響し、さまざまな不適応行動や不適応症状を引き起こす。攻撃的行動や学校でのトラブルなどの外面化症状と、うつ、不安、ひきこもりなどの内面化症状に大きく分けられる。

母親がうつの場合、特に女の子では、青年期になったときに、うつ状態や不安障害などの内面化症状がみられやすく、男の子では、非行など外面化症状がみられやすい。一方厳しい躾は、ことに外向的で衝動性の高い女の子の場合、むしろ非行などの外面化症状を悪化させやすい。

シック・マザーの、無気力で悲観的な気分や不安定な状態が影響し、子どもの不安を高め、前向きな意欲を奪ってしまい問題を引き起こしている部分もあるが、子どもの不適応行動の背景に、シック・マザーに特有の養育態度があることも多い。したがって、不適応行動の解決には、母親の病状の安定とともに、偏った養育姿勢の修正が重要になる。

よく出会う問題について、個々にみていきたい。

(1)多動と学習上の問題

先述したように、シック・マザーのケースでは、子どもにADHDが認められやすく、多動、不注意、集中困難、衝動性などの症状が悪化し、それを抑えようとすると、攻撃性や反抗的態度が強まりやすい。そうしたケースでは、子ども側の問題だけでなく、母親の状態や養育態度など環境的な問題に注意を払い、手当てを施すことが重要になる。厳格すぎる養育態度や否定的な扱い、本人の意思を無視した強制などは、問題をこじらせるので、支援者は、母親との信頼関係を築きながら、母親の直面している困難さを受け止めつつ、否定的な養育態度や認知の修正をはかることが求められる。

しばしば言うことを聞かない子どもに対して、体罰や精神的な虐待が加えられていることも多い。その場合も、母親の養育態度を責めるのではなく、母親の余裕のない状況や母親なりの気持ちをよく受け止めた上でアドバイスすることが、母親の安心感を高め、行動を修正する余地を生む。逆に、母親が自分の子育てを非難されたと受け取ると、ますます抑うつ的で苛立ちやすくなり、子どもにいっそう否定的に接するようになってしまう。

この原則は、他のすべての不適応行動についても、あてはまる。

多動や集中困難は、学習上の問題につながりやすい。授業に集中できない、勉強についていけない、宿題をしてこない、成績が振るわないといった問題である。教師の指示に従わない、授業を妨害するといった行動にエスカレートすることも多い。

母親のうつ状態が、子どもの学業や行動に及ぼす影響を調べた研究（Bohon et al., 2007）によると、中程度までのうつ病であれば、子どものIQが高い場合には、学業をドロップアウトするリスクは抑えられる傾向がみられたが、重度または慢性的なうつ病の場合には、子どものIQが優れている場合でも、ドロップアウトしてしまうケースが少なくなかった。能力自体に影響するだけでなく、学ぼうとする意欲や向上心の低下にも関係している。母親のうつ病は、子どもの学習意欲や成績にも影響するのである。

心理的虐待を含め虐待を受けた人では、大人になってから、ワーキングメモリーなど認知機能の低下がみられ、学業成績も振るわない傾向がみられる。シック・マザーに、心理的虐待などの虐待が起きやすいことを考えると、その観点からも、本来よりも低い認知機能や学業成績しか達成できないリスクがあると言える。

子どもの行動上の混乱は、しばしば生活上の混乱を反映している。母親の病状や生活状況によっては、家事がほとんどできず、家庭が混乱の坩堝《るつぼ》と化している場合も少なくない。物がゴミと一緒に散乱し、折り重なっているなかで暮らしているという場合もある。必要なものをその都度拾い、座るためにゴミを押しのけて場所を作るという生活である。一定のルールや見通しに沿って生活するという秩序はなく、その日その時のニーズも満たしかねているという状況である。そうしたカオス的状況に慣れた子どもは、秩序や見通しに沿って生活するということが、そもそも身についていない。決まった時間に決まった課題に取り組み、明日に備えて宿題をするといったことが難しい。

子どもの生活をいくら指導しても、家庭での生活が無秩序なままでは改善が難しく、まず家庭生活の秩序を回復することが、子どもの行動の安定化にもつながる。母親（養育者）が家事が困難な場合には、ヘルパーの利用なども検討する必要がある。

学習での遅れは、学年が上がるほど追いつくのが難しくなるため、遅れがわずかな低学年の段階での介入が重要である。学習支援員などの活用が非常に有効である。勉強がわからないことで問題行動を起こすという悪循環を断つとともに、できるようになって自信を取り戻すことや、マンツーマンでかまってもらえることで心理的にも良い影響が期待できる。

(2)攻撃的行動、反抗、いじめ

シック・マザーの子どもに早くからみられやすいのは、攻撃性と結びついたさまざまなトラブルである。うつの母親をもつ子どもでは、破壊的な行動が高頻度にみられやすいことが、さまざまな研究（Boyle & Pickes, 1997; Tully et al., 2008）で裏付けられている。母親のうつだけでなく、父親のうつも影響が認められ、また、母親の双極性障害やアルコール依存症でも、同様の報告がある。

前章でみたように、乳幼児期の母親のうつや不安定な状態は、不安定型の愛着の一つの原因となり得るが、早期に不安定型の愛着を示した子どもでは、安定型の愛着を示した子どもに比べて、その後、情動面や行動面でさまざまな問題がみられやすい。怒りのようなネガティブな感情や攻撃的行動が増え、遊びの場面や集団場面でのトラブルの原因ともなる。

グリーンバーグ（Greenberg, 1999、一〇〇ページ）によると、満一歳の時点での愛着が不安定型であった子どもでは、五歳の時点で問題となる攻撃性が認められやすく、その割合は、安定型の子どもでは、一七パーセントであったのに対して、回避型では三一パーセント、両価型では二八パーセント、無秩序型では六〇パーセントに達したという。

母親がうつの子どもでは、敵対的行動や反抗も認められやすい。こうした問題も、母親との間の不安定型愛着に伴いやすく、反抗挑戦性障害の八割近くが、不安定型愛着を示すとされる。中でも、無秩序型から発展したと考えられる統制型の割合が大きかった。つまり、無秩序型→統制型という発展を示す一連のタイプが、高い攻撃性→反抗→暴力的コントロールという経過をたどりやすいと考えられる。

愛着との関連が注目される一方で、母親がうつのケースでは、愛着形成が終わった時期に母親がうつ状態となった場合や、母親に対して安定型愛着を示す子でも、そうした傾向が認められることから、愛着とは別の要因の関与も考えられている。

その一つとして推測されているのは、養育態度の問題である。うつの母親では、子どもに対して、否定的で過干渉な傾向が認められる。また、身体的、精神的な虐待の頻度も高いとされる。うつに伴いやすいそうした傾向が、子どものストレスを高めるだけでなく、否定的な態度や攻撃的な行動、他人に対する支配的態度といったものを学習させてしまうと考えられる。

低体重で生まれた子どもとその母親を対象にした別の研究（St Jonn-Seed & Weiss, 2002）によると、母親が子どもを貶《けな》したり叱ったりするほど、また子どもの行動に干渉するほど、そして苛立ちや敵意を表現するほど、子どもは多動や攻撃性だけでなく、ひきこもりや不安、睡眠障害などの問題も示しやすくなった。うつ自体よりも、うつになりやすい気質と関係した養育態度が、子どもの問題行動の要因となっているケースにしばしば出会う。

いじめも、シック・マザーのケースで遭遇しやすいものだが、被害者としても加害者としても関わる場合がある。不安の高い両価型の愛着を示す子どもでは、いじめの被害者となりやすいことが知られているが、シック・マザーの子どもでは、愛着の安定性に関係なく、社会的スキルの乏しさや対人関係で孤立しやすい傾向がみられ、その点でも、いじめに遭いやすいと考えられる。

一方、回避型愛着の子は、いじめの加害者になりやすいとされる。無秩序型の子どもでは、被害者にも加害者にもなりやすく、暴力的な行動や非行に走ることによって、いじめられる状況から逃れようとすることも多い。

子どもに見られる攻撃的行動や反抗は、安全感を脅かされている状況に対する反応という面と、攻撃的な行動の学習の結果という二つの側面をもつ。攻撃的な行動に対して、感情的に叱るといったことは、事態を悪化させるだけである。なぜなら、それによって子どもは、自分が否定されたと感じ、ますます安全感を脅かされるからである。むしろ受容的、肯定的な態度で接し、その背後の気持ちを言葉にさせることが有効である。

しかし、一方で暴力的な学習が続いていたのでは、受容的で肯定的なアプローチの効果も帳消しになってしまう。親が子どもの前でケンカをしたり、攻撃的な言葉を遣ったりすることを慎むとともに、暴力的な内容の映像に、できるだけ触れさせないことも重要である。

(3)不登校

シック・マザーのケースで生じやすい子どもの不適応行動として頻度が高いのが、不登校である。逆に言えば、不登校のケースでは、その背景にシック・マザーの問題を抱えていることが少なくなく、その点に留意する必要がある。また、しばしばみられる状況は、子どもの不登校によって、母親がうつになりシック・マザー化することで、さらに状況が困難なものになるという悪循環である。

崩壊状態の家庭では、母親が家事や下の子の育児、自分の話し相手の役割を子どもに求め、その結果、子どもが学校に行けなくなっているというケースも時々見られる。

小学四年生の女子Jが学校を休みがちになった。母親は看護師で、中学生の姉と保育所に通う弟がいる。姉とは父親が同じだが、弟は、別の男性との子どもである。最近は、また別の男性と交際していた。

母親は、うつ状態の診断で通院しており、服用している睡眠薬のせいもあって、朝起きられずに仕事を休むことがあり、職場での立場も危うくなっている。以前から、母親は何度かうつ状態を繰り返しており、良くなったり悪くなったりを反復している。うつがひどくなると、母親はほとんど家事ができなくなり、ここ一、二か月もそうした状態が続いていた。悪化のきっかけは、付き合っていた彼氏との関係がうまくいかなくなったことにあるらしい。

家庭訪問した教師の話では、家はゴミ屋敷の状態で、汚れた衣類や弁当の容器が散乱している。下の弟の保育所への送り迎えも、Jにまかせっきりになっていた。

中学生の姉は派手好きな性格で、あまり家にはおらず、外で遊ぶことが多い。家事を押し付けられるのは、もっぱらJであるが、母親は明るい姉の方と気が合い、Jのことは、あまりよく言わない。そのうえ学校を休みがちになったことで、母親は、自分がしんどいときに面倒をかけてと、Jを困り者扱いしている。Jが学校を休んだ日も、弟の送り迎えはさせている。

このケースは、Ｊの不登校がきっかけとなって、学校サイドから介入がなされたが、背景には、うつ状態を繰り返している不安定な母親の存在があった。Ｊの不登校が問題視されているが、実際には、母親が下の子どもの世話をＪに頼り、Ｊとしては、母親や弟のことを放って学校に行きづらい状況もあった。にもかかわらず、本人の行動は母親から評価されるどころか、むしろＪに問題があるという対応をしていた。学校から問題を指摘されたりすると、余計に防衛的になって、子どもを「あんたのせいで」と責め、問題を転嫁するということがしばしばみられる。子どもは否定的な評価を真に受けて、余計に自信をなくすということも多い。

小学校までの不登校は、改善が比較的容易で、登校を促すだけで再登校に至ることもあるが、それでは本当の問題解決になっていない。むしろ、不登校は、一つのサインとみて、子どもの置かれた家庭の問題を改めていくきっかけにした方が良い。そのためには、まず子どもだけでなく、みんなの問題として捉えて、みんなで考えて改善を図っていきましょうというスタンスを示し、母親を責めるのではなく、母親に力を与える姿勢が大事である。

「～してはいけない」「～したのが、悪かった」ではなく、「～するといいですよ」

「～したら、もっと良くなりますよ」と、肯定的な言い回しで、アドバイスすることが有用である。シック・マザーのケースでは、自己否定感と結びついた否定的認知が強い人も多く、少しでも自分を否定されたと感じると、気持ちを閉ざしたり、自信喪失に陥ったりしやすい。そうなっても、何の改善も得られない。お母さんも、大変な中よく奮闘してきたとねぎらい、その苦労に思いを重ねることも大事なのである。

中学校以降の不登校は、長引きやすく、回復も鈍い。登校を強く促すほど、落ち込んだり、イライラしたりして、余計事態を悪化させやすい。家庭内暴力を誘発してしまうこともある。そのことで、母親も余計に落胆し、悪循環になりやすい。

長引きそうな場合には、登校にこだわらず、他の代替的な手段で、外に出たり、学習をしたりする機会を確保した方が良い。母親の方にも、学校にこだわらずに大きい視野で子どもの将来を考えた方が良いことや、そのためにも、お母さんが自分を責めて落ち込むよりも、前向きに元気でいることが、子どもを応援することになると伝えて、母親の回復を助けることが重要である。治療が必要なのに、受けていない場合には、お母さんがまず病院にきちんと通って元気になることが、子どもを元気にするのにも役立つと伝えて、受診を促すのも一法だろう。

不登校のケースの多くには、背景に対人関係のトラブルやいじめがひそんでいるが、真相は何年も経ってからしか語られないことも多い。原因にこだわって詮索したり、登校を急き立てるより、家庭で安心して過ごせるようになることが、長期的には良い結果につながる。

(4)イタズラ、虚言、盗み、非行

うつをはじめとする母親の不調が原因となる子どもの問題として、もうひとつ重要なのが、非行である。母親の不調や不在が、子どもの非行に関係していることを早くから指摘したのは、イギリスの児童精神分析医ウィニコットである（四六ページ）。彼は、非行は愛情を奪われた存在の怒りの行動だと、端的に述べている。

実際、非行少年の背景や心理的状況に踏み込んでいくと、愛情剝奪や愛情不足を経験した子どもたちが非常に多いことに、たちまち気づかされる。社会が豊かになるにつれて、愛情過多と言うべき溺愛状態や過保護・過干渉があったケースも増えているが、一人あたりの実質GDPが第二次世界大戦以降十五倍にも成長し、物質的にははるかに豊かになった現代においても、愛情過剰というよりは、愛情不足が背景にあるケースが、圧倒的に多いのが実情である。

非行の前触れとして、イタズラや虚言、盗み（家財持ち出し、万引き）といった行動上の問題が、幼いうちから始まる場合も少なくない。適切に対処すれば自然に収まるが、対処を誤ると、本格的な非行へと発展しかねない。こうした行動の背景には愛情不足があることが多いので、関心を注ぐように心がけるとともに、よく話を聞き、冷静に諭すことが大事である。強く叱りすぎたり体罰を与えることは、しばしば逆効果になる。

八歳から十二歳の子どもを対象に行われた研究で、トンプソン（Tompson et al., 2010）らは、母親のうつとともに、母親の高い感情表出も、非行などの子どもの問題行動と関連していることを見出した。

感情的になりやすい人の子育てに多い落とし穴は、物事がうまくいっているときは優しく接するのに、子どもが躓きだした途端に、激しく怒りだし、子どもを責めたり、突き放したりすることである。シック・マザーに多い完璧主義な傾向は、こうした対応を生みやすい。元々優等生だった子が非行に走ったケースでも、こうした状況がよく見られる。子どもが弱っているときに、余計追い詰めるようなことをしてしまうのだ。物事がうまくいかないときこそ、冷静さや心の寛さが大切なのである。非行に走り始めた子どもに厳しくしたり、懲らしめようとしたりすれば、ますます子どもは気持ちの拠り所を失い、荒れることになる。

シック・マザーが自分のことで手いっぱいになり、子どものことにかまえない状況が続くと、子どもは寂しさの中に取り残され、やがてそれは怒りへと変わり、膨らんだ攻撃性は、自分に向かうか、外に向かう。不安定な家庭環境の中で、子どもが大きな負担を強いられていることも多い。それがあるとき、限界に達したように、自暴自棄な行動となって弾け始めるのである。

十五歳の少年が通行人のカバンをひったくろうとして、怪我をさせるという事件を起こした。事件を起こす以前から、何度か自殺企図をしていた。自分のことが、ずっと大嫌いだったと言う。

少年は、幼い頃に両親が離婚したと説明したが、実際には、少年は非嫡出子で、両親が正式に結婚したことはなかった。中一の時に、初めて父親に会った。

母親はうつで通院して、薬を飲んでいたが、弟ができるまでは働きに行っていて、母親らしいこともしてくれたという。

だが、彼氏との間に子どもができ、母親は仕事ができなくなった。彼氏も寄り付かなくなった。

「弟ができて、母は荒れ始めて。食事も作ってくれず、酒を飲んでは暴れて。二段べッドで寝ていたら、酒をぶっかけられたこともある。弟は母よりも僕になついていた。母が夜働きに出ている間も、僕が世話をしていた。弟はかわいそうだと思う。父親と会う機会もなくて」

母親は幼い息子をおいたまま、ときどき家にかえって来なかった。そんなとき、弟の面倒を見るのも、少年だった。

「家のドアは穴だらけだった。弟をおいて出て行ったりするようなとき、怒りをドアにぶつけていた。でも、弟は可愛い」

母親のことを話すときは、苦々しげに歪んだ顔が、弟のことを話すときだけ、別人のように柔らかく優しくなった。

(5)うつ、不安、依存症

母親の精神的な健康状態は、子どもの精神的健康にも影響を及ぼす。うつやアルコール依存、不安障害の母親の子どもは、うつや不安、ひきこもりなどの精神的な問題を、同時期に引き起こしやすいだけでなく、将来においても抱えやすいとされる。特に、社会経済的に恵まれない家庭では、その影響はさらに深刻なものになりやすく、貧困層を対象に行われた研究（Feder et al., 2009）によると、うつの母親の子どもは、うつ病や分離不安障害、反抗挑戦性障害、精神病性障害などの生涯罹患率（一生のうちにその病気にかかる割合）が有意に高く、精神疾患の生涯罹患率は八五パーセントにも達した。

うつ自体よりも、うつに伴いやすい否定的な認知が問題だとの指摘もある。八歳から十二歳までの子どもを対象にした先出の研究（Tompson et al, 2010、一四三ページ）によると、母親のうつの既往も母親の批判的な傾向も、それぞれ子どもの抑うつ傾向と関係していた。うつの病歴がある母親では、高い感情表出の傾向があり、母親の高い感情表出と母親のうつの既往が結びついた場合には、子どもに抑うつ的な傾向がみられた。

母親がうつになることによる愛情不足やネグレクトといった直接的な影響だけでなく、うつになりやすい母親では、否定的な認知や感情的になりやすい傾向を持つことで、子どもの元気や自信を奪ったり、苛立ちや反発を招いたりしてしまうと考えられる。

また、子ども自身が、うつや不安を抱きやすい気質を共有することも多く、環境要因と遺伝要因の両方で、不利な条件がそろいやすい。

イェール大学の研究チームが、二百二十組のうつの親と、うつの既往のない親の子どもを対象に行った、二十年にわたるコホート研究（Weissman et al., 2006 etc）によると、うつの親をもつ子どもでは、親がうつでない場合に比べて、約三倍うつになりやすかった。親が十代からうつを発症している場合には、その危険は八〜九倍になった。また、うつだけでなく、不安障害、薬物依存症などの他の精神障害のリスクも上がった。うつが、世代から世代へと伝播しやすいことが裏付けられたのである。

ハリガンらの研究（Halligan et al., 2007）によると、母親の産後うつ病は、子どもが青年期になったときに気分障害（うつや躁うつ）を発症するリスクを高めるが、そうした影響が認められるのは、母親がその後もうつを繰り返した場合だけであった。一方、母親がうつを反復するか否かにかかわらず、母親の産後うつ病は、子どもが青年期に不安障害になるリスクを高めた。

不安障害は、しばしばうつの前駆症状となったり、両者が合併するケースも多い。同じ伝達物質セロトニンが関係していることからも、両者の状態は「親戚」のようなものだと言えるが、うつが反復するか、産後にだけみられるかによって、遺伝的背景に違いがあるものと推定される。

遺伝要因によって、世代間伝播が起こりやすいだけでなく、心理社会的要因の関与も大きい。幼い頃に親が病気になった場合、不安定型愛着を生じることで、子どもは不安を感じやすくなるが、少し大きくなってからも母親のうつがみられた場合、母親の沈んだ状態に心を痛めるだけでなく、母親の否定的で、悲観的な認知にさらされ続けることで、子どもは、うつにかかりやすい素地を準備してしまうと理解することもできるだろう。

また、シック・マザーの子どもには、強迫的な確認行為が、しばしばみられる。強迫的な確認行為は、不安感を紛らわそうとして始まることが多い。

それに関連して思い出すのは、精神的に不安定で、自殺企図を何度か繰り返していた母親と二人っきりで暮らしていた少女のことである。この少女自身、過呼吸などの不安症状に悩まされていたが、さらにもう一つの症状に悩まされていた。持ち物や寝具の畳み方を何度も確認するのである。一度確認しても、他のところを確認している間に、また違っているような気がして、もう一度最初から確認を始めてしまう。

この少女の症状を、確認強迫だと簡単に片づけてしまうことは容易だが、それでは、この少女を捉えている問題を、本当に理解することにはならないだろう。ところが、今日の精神医学は、そこに「強迫性障害」といった診断名を与えることで、問題を終わらせようとする。本質的な解決は与えていないのに。その少女が陥っていた状況とともに理解して初めて、彼女がなぜ、そうした症状に囚われてしまうのか、という核心に、もう少し近づくことができるだろう。

彼女自身、一つのナラティブ（物語）を語ることで、自分に起きたことを説明しようとした。「いつもお母さんの無事を確かめていたので、何かを確かめていないと不安になるのかもしれない」と。

シック・マザーの子どもは、さまざまな依存症になりやすい。いくつかの研究が、アルコールや薬物の依存症のリスクを裏付けている。たとえば、ある研究（Lieb et al., 2002）は、うつ病と診断された親の子どもでは、青年期にアルコール依存になる危険が、そうでない子どもの五倍に達し、薬物依存の危険も高まると報告している。イェール大学の長期研究の結果も同様である。

また食べることの依存症である過食症や、対人関係の依存症である恋愛依存なども見られやすい。シック・マザーの子どもでは、不安定型の愛着を抱え、不安感が強い傾向がみられるため、安心を与えてくれる対象に依存を生じやすいと考えられる。先にも触れたように、愛着と依存には共通するところがあり、安心感を安定した愛着から得られない場合には、他のもので紛らわす必要を生じやすいのである。

(6)性的行動の問題、放火、動物虐待などとの関連

混乱のひどいシック・マザーの家庭に育った子どもでは、性的行動の問題、放火、動物虐待といったものがみられることがある。これらは、重篤な愛着障害に伴ってみられやすい問題でもある。また、父親の存在は、ある程度、抑止力になる。ある研究(Bohon et al. 2007)によると、母親のうつ状態が中程度以下の場合には、父親またはそれに代わる存在がいることで、子どもが不適切な性的行動に向かう危険を減らすことができるが、母親が重度または慢性的なうつ病である場合には、父親(的な存在)がいても、不適切な性的行動を抑えることができなかったという。

残酷な死や死体への囚われは、不安定な養育環境に育った子どもには、ときに見られるものである。アンナ・フロイトは、戦争で親を失った子どもが、空襲の場面を遊びの中で再現し、人間に見立てた人形や積み木の家を破壊してみせることを報告している。外傷的体験を再現することには、喪の儀式としてその痛手を癒すという面もあるだろうが、それが、強迫的な儀式となって、嗜癖的な囚われを生じる場合もある。

通行人を刺そうとして、刃物を持ってうろついていて逮捕された少年Fの場合、女

の子のようにひ弱な風貌とは裏腹に、文章や絵を描くと、そこに繰り返し表現されるのは、血が飛び散る殺戮《さつりく》の場面ばかりだった。真っ白な肌の女性を殺して血が吹き飛ぶさまを見てみたい、女性を見ると殺したくなってイライラすると、激しい女性への憎悪や破壊願望を語った。診察のたびに自分が描いた絵をもってきたが、女性が刃物で切られ血を流している絵や死体の絵が執拗に描かれた。これでもかこれでもかというように、同じテーマが執拗に表現されたのである。

そうした絵を見せ、破壊的なイメージについて語るとき、普段は暗い表情のFの顔にかすかに光がさしたように輝いた。

黒や灰色を好んで用い、闇だけを描くことも多かった。女性に対する憎しみや破壊衝動について、心にあるものを吐き出していくうちに、やがて、女性への憎悪という漠然としたテーマが、より具体的なものへと姿を変え始める。根っこにあったものが正体を顕したのである。繰り返し表現されるようになったのは、母親から受けた心の傷とそれに対する怒りであった。

Fの父親は早く病気で亡くなり、母親は経済的にも精神的にも不安定な中、男性関係も定まらなかった。一緒に住むようになった男性を「おっちゃん」と呼んで懐いていると、いつのまにか姿が見えなくなって、別のおっちゃんが出入りするようになる。

母親は酒に酔うと、正体を失って泣いたりわめいたりした。子どもの目も憚《はばか》らず、あられもない姿を見せることもあった。あるときは、男に捨てられて、その子の目の前で自殺しようとしたこともあった。

小学三年生のとき、おっちゃんが持っていたアダルト・ビデオをこっそり見たFは、強い衝撃と興奮を覚える。それは死体との性交をテーマにしたものだった。それ以来、死体に対して、性愛的なニュアンスを帯びた興味を抱くようになる。母親の世話はまったく行き届かず、服装が不潔だったり、不格好だったりしたため、周囲の女生徒からは嫌がられ、気味悪がられた。そのことを口に出して言うこともできず、次第に学校を休みがちになり、家にこもって、ゲームやビデオ漬けの生活を送るようになる。

中学に入って、スクールカウンセラーの女性と接するようになり、相談室登校をするようになるが、その一方で、猫を殺して内臓を引きずり出す行為を何度か行い、死体に対する執着は続いていた。卒業して、飲食店で皿洗いをして働いていたが、死体を扱った本やスプラッター物の映画ばかりを見て、自慰に耽《ふけ》っていた。

女性が傷つけられたり、残酷に扱われているものを見ると興奮を感じる。とくに、女性の死体が美しいと思い、美しい女性を殺して、その血が飛び散るさまを見てみたいという思いに囚われるようになった。しかし、その一方で、今の自分の生活に嫌気が差し、それを終わりにしたいという気持ちもあった。

女性の肉体を傷つけ、破壊するというイメージは、内側からは、母親＝女性に対する憎悪と性愛的欲求によるアンビバレントなエネルギーを与えられ、外側からは、彼が批判力の乏しい子どものころから触れてきた、刺激的で、破戒的な映像体験によって具象化されていた。彼の特異な嗜癖と殺人願望を理解するためには、母親に対する両価的な感情と不適切なメディアとの接触という両方の観点が不可欠だろう。

治療が進むにつれ、Fは女性に対する憎悪や殺人衝動がどこに由来していたのかをはっきり自覚するようになった。さらに、「母親が憎い。母親を殺したい」と思う一方で、その根底に、「母親に愛されたい」「母親が死ぬのではないかと、いつも不安だった」という思いがあったことも実感されるようになった。面会の度に攻撃を繰り返していた時期が過ぎると、Fは、母親を求める気持ちを素直に表現するようになり、スキンシップを求めるようになった。母親に抱きしめてもらったFは、憑きものが落ちたような、柔らかい笑顔を浮かべていた。

攻撃が、直接の憎しみの対象であるはずの母親には向かわずに、抽象化されて女性一般へとすり替えられる理由は、その愛憎の両価性にある。憎いのは、愛されたいのに愛されないからである。母親への憎しみは抑圧され、不特定な女性へと置き換えられる。

その後社会に戻ったFは、母親と離れて生活する中で、周囲の支えもあって安定していった。不安定な母親に振り回され続けた子の場合、母親から離れることで、落ち着いていくということは、実に多いのである。

第五章　シック・マザーと子どものパーソナリティ

行動や感情のコントロール、認知機能といったベーシックな能力の発達とともに、さらに高次で、より分化した、情報処理と出力制御のメカニズムが確立されていく。感情、認知、行動が結び合わさった上に、それを統御する心理的なシステムができあがる。それがパーソナリティと呼ばれるものである。

そこには、世界や他者や自己に対する根本的な心理的態度が含まれているし、それは、願望をどう実現しようとするかや、問題にぶつかったときに、それをいかに解決しようとするかといった、その人の生き方を決定する基本プログラムでもある。

シック・マザーの子どもたちは、青年期から成人期以降、うつや不安障害などの精神的トラブルに見舞われやすいと同時に、特有のパーソナリティの偏りを抱えやすい。本章では、シック・マザーが、パーソナリティ形成に及ぼす影響を中心に、青年期以降に見られやすい問題について考えていきたい。

子どもの適応メカニズムがパーソナリティの偏りを生む

不安定で、悲観的な母親との暮らしに適応し、それに伴う困難を生き延びるために、子どもは、さまざまな適応戦略や防衛機制を用いる。その一つは合理化である。

合理化は、自分の欲求を満たせない状況に対して、都合の良い理屈を与えることで、その状況を受け入れやすいものにすることである。たとえば、本当は甘えたいが甘えることができない状況に対して、自分は甘えたり、べたべたしたりするのが嫌いなのだと考えるのである。

反動形成もしばしばみられる。本心を抑圧し、正反対の振る舞いをするものである。不安定で無関心な母親を見るのが本当は悲しくても、母親のことなど何とも思わないと言ったり、攻撃的な態度に出る。逆のパターンもある。心の中では、恐れたり憎んでいるのに、心から愛しているように思い込み、献身的に尽くそうとする場合である。

こうした防衛機制を用いることで、子どもは、傷つくことから、とりあえず自分を守ろうとする。不安定な親と付き合っていく上で、やむを得ず行う対処だと言える。

しかし、いかに巧みに目先の傷を避けたとしても、子どもは不安定な親の影響を免れるわけではない。そうした適応戦略を繰り返し用いることによって、偏った認知や行動パターンを身につけてしまうのである。よくみられる影響のうち、二、三の点をここでは取り上げよう。

一つは、ウィニコットも指摘している点で、子どもは、親の顔色や気分を推し量り、的確に対処を行いながらも、常に高い緊張状態に置かれるということである。それは、親が安定している場合には、強いられることのない緊張である。親の雲行きが一瞬のうちに変わってしまうような場合には、なおさらである。日々、薄氷を踏むような思いで暮らすということにもなる。そうした中で、子どもは親の顔色や感情の些細な変化にも敏感になると同時に、それに強く支配されるようになる。

子どもの行動は、自分がそれを行いたいかどうかよりも、それが親を傷つけてしまわないか、あるいは親を喜ばせるかという観点に依存するようになる。ある考えが心に浮かんでも、それを気軽に口に出して話すということはしなくなり、それが母親の機嫌を損ねはしないか、傷つけはしないかと、自分に厳しく検閲を課し、結局、何も自分の本心は言わないということになりがちだ。これなら親も喜ぶだろうということしか口にしなくなり、親の顔色に合わせてしかしゃべらなくなる。これは、先にも少し触れたが、依存性パーソナリティと呼ばれるタイプのパーソナリティを生む要因となる。

ネガティブな認知と低い自尊感情

しかし、どんなに細心の注意を払っていても、読み間違えや不用意な発言で、母親を傷つけてしまうことも起きる。続いて起きる混乱した事態によって、子どもは傷つき、後悔を覚える。それは、本来子どもの責任ではないが、子どもは、自分が過ちを犯してしまったかのように思い込んでしまう。そのことから、二番目の問題が生じる。

それは、自己否定や過度な自責念慮に囚われやすいということである。傷つきやすく不安定な母親が、些細な子供の一言で自分をないがしろにされたと思い、落ち込んで口を利かなくなり、リストカットをしたり、ベランダから飛び降りようとしたケースでは、子どもは、自分の一言が引き起こした衝撃的な反応によって情動的に揺さぶられ、自分がいけないことをしたので、母親を傷つけてしまったと思ってしまう。自分が悪くなくても、「お母さん、ごめんなさい」と泣きながら謝る。そうしたことが繰り返されれば、子どもは、自分を「いけない子」と思い、自己否定や自分を責める態度を刻み込んでいくことになる。

シック・マザーの子どもに共通する特徴の一つに、低い自尊感情やネガティブな認知の傾向がある。幼児期に母親がうつであった場合、子どもは親に対して否定的なイメージを持つだけでなく、自分自身に対しても否定的なイメージをもちやすいのである（Toth et al. 2009）。自分を過度に貶めるような行動をしたり、隷属的な立場に甘んじたりする。未来に対する期待値が低くなりがちで、成功を信じて、邁進《まいしん》するというモチベーションが乏しい。世界や他者に対する見方も悲観的で、自分の味方としてみるより、いつ攻撃や批判を加えてくるかわからない恐ろしい存在としてみなしがちである。したがって、人に対する期待値も低く、自分から助けを求めたりすることができない。自分の意志や願望は、口に出して言う価値のないものだと思いがちである。

うつや気分障害の臨床的研究で知られるUCLAのコンスタンス・ハンメン（Constance Hammen）教授は、八歳から十六歳の子どもとその母親のペア六十八組を、母親の病状によって、単極性うつ（うつ病）群、双極性障害（躁うつ病）群、慢性身体疾患群、健常群の四つに分け、子どもの状態や母子の関わり方について追跡調査を行った（Hammen et al., 1990）。幅広い機能にわたって、もっとも低下が認められたのは、単極性うつ群の子どもであり、次いで双極性障害群であった。単極性うつ群の子どもでは、社会的機能や学業成績がもっとも低かっただけでなく、自分自身について否定的な評価をする傾向が強かった。また、母親との関係が乏しく、強い葛藤を抱える傾向があり、一方、母親は子どもに対して、否定的で、批判的で、不快な干渉をする傾向が認められた。子どもがもっとも敏感に感じる母親の変化は、母親がイライラしている状態で、そのとき、まだ幼い子どもでは抑うつ的になりやすいが、大きくなるにつれて、怒りを感じるようになる。

従来、親の否定的な態度を、子どもも模倣するようになることによって、悲観的で否定的な認知が受け継がれてしまうと考えられていたが、ハンメン教授は、親から繰り返し否定的な評価をされることによって、子どもはその評価を受けいれてしまうようになると結論づけている。どちらのメカニズムも働いているというのが実際のところのように思える。

否定的な自己評価や悲観的な世界観を受け継ぎやすいという事実は、遺伝要因とともに、うつの母親の子はうつになりやすいという世代間伝播に対する一つの説明を与える。うつの世代間伝播を裏付けたイェール大学の数十年にわたるコホート研究は、うつの親の子どもでは、仕事や家族、結婚などの社会生活に困難を抱えやすいだけでなく、その背景に、自己否定的な無価値観に囚われやすい傾向があることを見出した。

そうした弊害を避けるためには、他の家族や第三者が、母親の反応は過剰反応であり、その子には非はないのだと説明し、情動的に呑み込まれてしまうのを防いでやらねばならない。

サバイバー症候群

自分自身も、うつの母親に育てられ、母親となってうつになり、うつの母親の子育てを身をもって味わった作家アン・シェフィールド（Anne Sheffield）は、『悲哀の蜘蛛の巣（原題 Sorrow's Web　本邦未訳）』という著書の中で、うつの母親に育てられた人に共通してみられる特徴を、「サバイバー症候群（survivor syndrome）」として記述している。

彼女が特徴としてあげるのは、①親密さへの不信感、②完璧主義への懸命の努力、③完璧主義によるコントロール、④倦《う》むことなき承認欲求、⑤こけおどしの自信を見透かされるのではないかという恐れ、の五点である。

子どもは、母親の愛や承認を求め続けるが、母親がうつで、その欲求に十分応えられないとき、二つの反応が起きる。一つは、もっと努力して、母親の愛や支持を得ようとすることで、母親の願いにかなうことを先回りして行い、誰よりも母親が望む良い子であろうとする。もう一つは、落胆や傷つきを、それ以上味わわないで済むように、その試みを諦めてしまうことである。

前者の戦略は、成長するにつれ、さらに手の込んだ、洗練された態度へと発達を遂げていく。周囲を喜ばすテクニックを身につけて、サービス精神旺盛に、愛すべき人物を演じる能力を身につけていくこともある。だが、同時に、そうしている自分に疲労や違和感を覚えることもある。「あるがままの自分になれ」という気持ちがわいてくることもあるが、「あるがまま」になろうとすることは不安であり、つい相手が喜ぶように振る舞ってしまう。他者からの愛情と承認が乏しくなる状況は、その人の存在を根底から揺さぶるような不安を惹起するからである。

周囲から示される愛情や承認を、これほど必要としているというのに、誰かがそれを与えようとしても、額面通り受け取ることには慎重である。それが真実のものかどうか、確信が持てず、疑ってしまう。幼い頃の不安定な愛着が、他人の愛情や好意を、恒常性のあるものとして信頼することを妨げるのである。

無秩序型愛着の子どもがたどりやすい経過

典型的なシック・マザーのケースで認められやすい無秩序型の愛着が、子どものパーソナリティの形成に深くかかわっていることも裏付けられつつある。

前述したように、一歳半の段階で無秩序型愛着と診断された子どもの三分の二は、六歳の段階では、愛着対象をコントロールしようとすることで、行動パターンの統合がみられるようになる。これは、親の不安定な愛情や保護機能に対して、どうにか安定した関係を作り出そうと、子どもの方が適応した結果だと考えられている。そうすることで、子どもは親の気まぐれな関心や対応に対しても、混乱を回避するチャンスを増やせるのである。この変化は、ある意味、驚くべきものである。一、二歳の頃、不安に満ち途方に暮れ、おどおどして、行動の一貫性を失っていた幼児が、まるで自分が保護者であるかのように親に助言したり、思い通りに動かしたりしはじめるのであるから。まるで、親が果たせない保護者としての役割を、自分が果たすことで代償しようとしているかのようだ。

その一方で、まだ三分の一は、無秩序型のままである。

コントロールする行動パターンが発達してくる場合にも、二つのタイプがみられる。一つは、子どもがまるで養育者のように振る舞い、保護や世話を与えることによって親をコントロールするタイプで、親を喜ばせたり機嫌をとったり、生活を仕切ったり、指図をしたり、相談相手になったり、自信のない親に、承認や支持を与えて親の弱い自我を支えようとしたりする。こうした行動パターンは、早くも四歳から六歳頃にかけて、保育所や幼稚園、小学校の先生といった第三者からも観察されるようになる。

もう一つは、罰を与えることでコントロールしようとするタイプで、敵対的で攻撃的な態度や、罰によって脅すような強圧的な仕方で、親を思い通りにしようとする。その反面、愛情を素直に求めることができず、いじけた態度をとり、あまり甘えようとしないのも特徴である。無秩序型や両価型の子どもでは、親に対する拒絶や怒りがみられやすいが、傷つきやすく過敏な親は、それに対して冷静でいられなくなり、子どもを拒否したり、罰を与えたりすることで良い子にさせようとした結果、子どもに敵対的で懲罰的な態度を身につけさせてしまうと考えられる。親が子どもを罰しようとすれば、子どもも親を罰しようとするのである。罰することで養育者をコントロールしようとする行動は、保護者のように振る舞う行動よりもやや早く、三歳ごろから認められる。

前者のタイプでは、親と子は一見非常に仲が良く、友達のような関係を呈したり、「一卵性親子」と言われたりすることもあるのに対して、後者のタイプでは、親との関係がぎくしゃくしがちで、愛情不足であるにもかかわらず、甘えるよりも反抗的な態度へと向かいやすい。しかし、二つのタイプに、はっきり枝分かれするというよりも、特に幼い頃には、入り混じって認められ、また、後者のタイプから前者のタイプへと移行していくケースも多い。一部が、後者のタイプとして持続する。

また、無秩序型が長く持続したようなケースでは、適応スタイルの分化が遅く、あいまいで、しばしば混沌とした状態が続く。思春期頃から逸脱的な行動や倒錯的な嗜癖、気分の浮き沈みや幻覚・妄想などの症状が始まるケースも少なくない。

ごく大雑把にいって、懲罰的で、攻撃的な行動スタイルをとるタイプは、反抗挑戦性障害や非行、反社会的傾向へと発展する経過をたどりやすく、保護者的にふるまうタイプは、依存的な傾向や、自責的な傾向を抱えやすく、依存性パーソナリティや依存症、過食症などになりやすい。どちらのタイプも、やや広い意味での境界性パーソナリティ障害（Borderline Personality Disorder: BPD）やその傾向を抱えやすいが、前者は、反社会的な傾向の強いＢＰＤとなりやすく、後者は、依存的な傾向の強いＢＰＤとなりやすいと要約することもできるだろう。

実際、境界性パーソナリティ障害の人の子どもの頃からの親との関わり方を見ていくと、反社会的な行動化の激しいケースでは、親に対する怒りが強烈で、反抗的、復讐的行動を繰り返してきていることが多いのに対して、そうした傾向がみられず、親に対する怒りや反抗もあまり示さず、自傷や過食を繰り返したケースでは、大人びた良い子として、けなげに母親を助けたり、支えになったりしていたというエピソードに出会いやすい。

母親が慢性うつ病や長期間の闘病をしていたようなケースでは、後者のタイプが多いと言える。一方、どちらかの親に暴力的傾向があったり、アルコールや薬物依存症があったりして、虐待を受けたようなケースでは、前者のタイプになりやすい。もちろん、両方の行動スタイルが混在しているケースも多いが、いずれにも共通しているのは、養育者をコントロールしようとする傾向が認められたことで、それが、青年や成人となってからも、自分の助けとなってくれそうな人や思い通りになる存在をコントロールしようとする傾向となって現れる。

相手をコントロールしようとする傾向は、適応上生じた特殊能力だともいえる。しかも、そうした能力が四歳〜六歳という早い段階で芽生えることは、驚くべきことである。子どもは、意識的にそれを身につけたというよりも、生き延びていくためのやむを得ない必要から、本能的にそうする術を体得したと言えるだろう。懲罰的なコントロールの起源は親自身にあり、親が懲罰的な脅しをかけて子どもをコントロールしようとしたことを、子どもも模倣して行うようになった、初歩的な社会的学習の結果だと言える。それが三歳という早期から認められることも別段不思議でない。それに対して、親に対して保護者のように振る舞う行動スタイルの獲得は、単なる模倣というよりも、親が求めているものを読み取って、それに応えようとする共感的な行動であり、より高次な社会的能力を必要とする。

実際、親を慰めたり、親の気持ちに沿うように振る舞うためには、親の気持ちを汲み取り、理解することが必要で、そのためには、「心の理論」と呼ばれる他人の気持ちを相手の立場に立って理解する能力の萌芽が前提となる。

心の理論がある程度育ってくるのは四歳ごろだとされる。その意味で、四歳以降、親に対して保護者のように振る舞う行動がみられるようになることは、非常に納得がいくのである。

さらなる心の理論の発達とともに、相手の行動を予測し、自分の行動や言葉が相手に及ぼす作用を計算しながら、相手を自分が望んでいる方向に動かしていくには、どうすればよいのかを、子どもは試行錯誤の中で発見し、身につけていくのである。

ある小学生の子どもは、服薬を嫌がる統合失調症の母親に薬を飲んでもらおうとして、あれこれ手を使ったが、母親は言うことを聞かなかった。ところが、その子が、薬を飲まないのなら、死んでやるといって、ベランダから飛び降りる真似をしたら、母親は血相を変えて子どもを止め、「薬を飲むから、やめてくれ」と言った。それから、母親に言うことを聞かす必要が生じるたびに、子どもは、「死んでやる」といって、ベランダの手すりによじ登る真似をするようになった。だが、幸いなことに、それはいつも覿面《てきめん》の効果を母親にもたらした。

子どもが最初に示すコントロール行動は、原初的なものであり、偶然的に見出され、それが成果を収めることで強化されていく。もっとも単純なものは、泣く真似をするということから始まり、体が痛むふりをする、倒れたまま起き上がろうとしないといった、次第に手の込んだものに発展していく。こうした原初的なコントロール行動は、極度の愛情不足の子どもでは、青年や成人になってからもみられやすい。

頼みごとを聞いてもらおうとして、機嫌をとるように親しげに話しかけたり、相手の関心に合わせてしゃべったり、良い子に振る舞おうとする。さらには、行動を誘導しようとしたり、駆け引きや脅しによって、そうせざるを得ないように仕向けるのである。

依存性パーソナリティ

シック・マザーの子どもたちに、もっとも高い頻度で、典型的に認められるパーソナリティは、依存性パーソナリティである。依存性パーソナリティとは、他人の愛情や助けがないと自分は生きていけないという思い込みによって、自分の本心を抑えて、過剰なまでに相手に迎合してしまうタイプのパーソナリティである。他者の顔色に敏感で、相手が不機嫌になったり拒絶の態度をとると、不安を覚え、すぐに譲歩してしまう。自信の乏しさや自己評価の低さが背景にあり、確固とした揺るぎない存在に支えられたいという願望も強い。

しかし、依存性パーソナリティは、他人にすがらないでは生きていけない弱々しい一面とともに、献身的で、保護者的で、世話焼きの一面をもっている。自分にとって大切な存在には、とことん尽くしてしまう。本来なら、その人にまかせておけばいいことまで、すべて手配し、気配りし、サービスする。

母親の精神的な問題と子どもの向社会的行動の関連を、幼児期から十一歳の時点まで調べた研究（Hay & Pawlby, 2003）によると、彼らの中には、平均よりも協調性の高い一群の子どもたちが存在し、その特徴として、家族を強く案じる傾向がみられたという。こうしたタイプの子どもが、奉仕的なパーソナリティを育んでいくものと思われる。

依存には、献身や愛情を求める依存と、献身や愛情を与える依存があるのだ。そして、その両者はしばしば裏返しの関係になっている。

いつも苦しげで、つらそうなシック・マザーの傍にいて、その面倒をみることは、顔色に敏感な傾向や相手の欲求を読み取る能力を高める。愛着スタイルとの関係では、無秩序型から発展する統制型が注目される。統制型は、親に対して保護者のように振る舞い、助言したり、相談相手になったりする。不安定な親を、幼い頃から支えさせられるという日常は、自分の気持ちは二の次にしてでも、相手の欲求を満たさねばならないという、このタイプの人の偏った信念や行動様式を生むことにつながるだろう。気分の波が激しかったり、非常に傷つきやすかったり、アルコール依存症があったりするケースでは、子どもは筋書きのないドラマに巻き込まれ、ひやひやしながら毎日を過ごすことになる。

また、シック・マザーの子どもたちは、自分の気持ちや考えを主張するのを抑える傾向がみられる。ある研究（Dietz et al., 2005）によると、うつ病の母親をもつ幼児では、そうでない幼児に比べて、すでに二歳の時点で、自己主張のスキルが乏しい傾向がみられたという。言葉で伝えられないことでストレスを溜め、それが行動上の、あるいは精神的な問題につながっていることも多い。

シック・マザーに育てられた人は、しばしば自分の感情を隠したり否定したりして、本音に向き合おうとしない。自分の本心を言うことで、相手を怒らせ、拒絶されるのではないかと恐れてしまうのだ。そして、ぎりぎりまで我慢して、ついに本音を爆発させたときには、相手との関係を修復不能のところまでこじらせてしまう。ほどよく自分の主張や気持ちも伝えて、相手にも修正をはからせるということが難しい。

自己犠牲的な娘

Kさんの母親は、四つ年下の弟を産んだ頃から、気分がすぐれない時期がみられるようになり、Kさんが小学校に上がる頃には、一年の三分の一くらいは調子が悪く、その時期は、一切家事もせずに布団の中で過ごしていた。調理師の父親は、朝早くから夜遅くまで働いていたので、Kさんは、小学生の頃から、家事をしたり弟の世話をするようになった。母親は別人のようにひどく陽気で快活な時もあって、そんなときは、二人の子どもを引き連れて買い物に出ると、何でも欲しいものを買ってくれた。そのときは、ただうれしかったが、もう少し大きくなると、母親の子どもっぽい陽気さが危なっかしく思えて、何か買ってやると言われても、「お金を使わない方がいいよ」と母親に忠告し、財布をバッグにしまわせようとした。

小学校四年の春、母親が初めて入院した時も、Kさんは、家事をこなし、弟の世話をし、母親が病院から電話してくるたびに、必要なものを差し入れに行った。母親が薬を飲み忘れていないかチェックするのも、調子が悪くなり始めた母親が危険なことをしないか見張っているのも、Kさんの役割だった。

高校を出て就職すると、毎月の給料から、母親に小遣いをあげ、何くれとなく面倒をみた。母親は、娘に感謝をしながらも、無邪気にそのお金を受け取り、カラオケに出かけたり、飲み食いしたりして使っている。Kさんは、母親が楽しそうにしてくれていると、安心する。

Kさんは、仕事もまじめで、つらい仕事も人から頼まれると何でも引き受けてしまう。人が良すぎると言われるが、嫌ということができずに、ついつい言われるままになってしまう。ストレスもあってか、最近は円形脱毛症で悩んでいる。

「ここにしか居場所がないと思った」

万引きや恐喝を繰り返していたGが逮捕された。警察の取り調べでも、Gは睡眠薬を乱用していたので、よく覚えていないというばかりであった。結局、少年院送致になったGが真実を明かし始めたのは、やってきて三か月ほどしてからである。Gは、彼女やその母親から、金がいるので何とかしてほしいと言われ、金を渡していたが、高校も満足に出ていない彼に、実入りのいい仕事があるはずもなく、金欲しさに、犯罪に手を染めるようになったのだ。Gは、事実を話すと彼女や彼女の母親に迷惑が及ぶと思い、金の使途については、遊びや飲食に使ったと答えていた。

その実、Gは、遊興に耽るどころか、彼女が遊んでいる間も、彼女の前の男との間にできた子どもの世話を押し付けられ、おむつを替えたり、食事を食べさせたり、添い寝をしてやったりしていた。子どもは自分の母親よりもGの方になついていたので、父親になってもいいと真剣に考えていた。ところが、少年院にまできたGの耳に入ってきたのは、彼女が別の男と付き合っているという噂だった。

最初は耳を疑った。だが、次第に事実であることは否定のしようがなくなる。そのときになって、ようやく彼は、今まで散々利用され、うまくコントロールされてきたことに気付き始めた。振り返ってみると、思い当たることばかりだった。実のところは、彼女もその親も、Gが犯罪行為で金を得ていることを承知の上で、金を持ってこさせていたのだ。

なぜ、そこまで言いなりにならねばならなかったのかと尋ねてみると、最初は、口がうまいので言いくるめられてしまったとか、向こうも困っていると思って、という答えが返ってきたが、もう少し自分の気持ちに向き合う中で、「ここしか居場所がないと思っていた。だから、相手が喜ぶようにしないとまずいと思った」と言ってから、自分の生い立ちのことを語り始めたのだった。

Gを産んだ母親は、不安定な女性だった。彼が一歳になるかならないかの頃、父親が仕事から戻ってみると、Gがひきつけを起こしていた。ところが、母親は、ぼんやり座ったまま、そんな状態のわが子に手を触れようともせずにいた。父親は慌てて救急車を呼び、一命を取り留めたのだ。恐らく母親は重いうつ状態に陥っていたのだろう。

間もなく両親は別れ、Gが物心ついたときには、継母が彼を育ててくれていた。しかし、Gは、あまり育てやすい子どもではなかった。継母も手を焼くことがしばしばだった。継母に気を遣った父親が、Gに手を上げることも始終だった。小学校に上がったころ、自分の母親が実の母親ではないことを知った。その頃から、次第に継母に対して遠慮するようになった。下の妹たちと、自分との扱いが違うことが気になるようになった。

小学四年のとき、突如実母が現れて、Gはときどき実母と会うようになった。実母に対して、親近感があったわけではない。ただ、家が面白くなかったのと、実母が小遣いをくれるのでついていっただけだ。しかし、そのことがバレて、継母との関係は余計気まずくなった。

居場所のなさを埋めるように、Gは悪い友人や先輩と付き合い始めた。そこでも、大抵いいように利用された。そんなとき、今の彼女と知り合ったのだ。彼女とその母親との家族ぐるみの付き合いに、居心地の良さを感じた。この一家だけは、自分の寂しさをわかってくれると思っていたのだ。

シック・マザーのもとで、十分な愛情をもらえず、見捨てられた子どもは、母親以外の情けにすがって生きるしかない。その後かかわってくれた人が、どんなに献身的な存在であっても、幼い心にぽっかりとできた隙間を埋めるのは、容易なことではない。

Gの場合、依存性パーソナリティの根底には、不安定型愛着があると言えるだろう。実母に十分かまってもらえなかったGは、継母がやってくる前の段階で、すでに愛着の問題を抱えていた可能性が高い。継母にとって、子育ては困難なうえに、安定した愛着の絆を確立することもむずかしかっただろう。

満たされない愛着への欲求を抱えた者は、しばしば疑似家族的な関係を求める。Gにとって、彼女以上に彼女の母親が重要な存在となっていた。Gにとっては、もっとも信頼できる母親と映っていたのかもしれない。しかし、基本的安心感が乏しく、誰かの保護にすがらずには生きていけないサバイバーは、自分の幻に欺かれ、いいように利用されていることにも、なかなか気づかない。自分を貶めてまで相手の意向に応じることを選んでしまうのである。

回避性パーソナリティ

親密になることによって、自分のことが知られ過ぎると、相手に嫌われ、捨てられてしまうのではないかという不安や恐れのために、親密な関係に踏み込んでいくことを避けようとするタイプがあり、回避性パーソナリティと呼ばれる。回避性パーソナリティでは、失敗して傷つくことを避けるために、チャレンジすることや正面からぶつかり合うことを避けようとする。責任ある立場になることも逃れようとする。そのため、実力以下の仕事に甘んじ、チャンスを逃してしまいやすい。

回避性パーソナリティには、いくつかの要因の関与が考えられる。一つは、対人不安が強い遺伝的気質である。そのため、自分から関わりを求めることに消極的になると考えられる。

二番目は、両価型（不安型）や回避型の愛着パターンの関与である。ことに両者が併存する恐れ・回避型と呼ばれるタイプでは、本当は親しくなり愛されることを求めているのだが、傷つくことに敏感で、親密な関係を築くことや一歩踏み出すことを避けてしまう。

一方、回避型愛着パターンの子どもでは、後に、親密な対人関係を好まない回避型愛着スタイルを発展させやすい。このタイプの人では、距離の近すぎる対人関係を、わずらわしい重荷に感じやすく、人間関係よりも仕事を重視する。ただし、回避型愛着スタイルの人は、自尊感情が比較的高く、仕事の面では積極的な面もみられる。回避性パーソナリティにも、異質な二つのサブタイプが存在すると考えられる。

三番目は、養育態度による影響である。回避性パーソナリティの人は、否定的な評価にさらされて育った人が多く、シック・マザーに育てられた場合も、母親の否定的で悲観的な認知のために、自尊感情や自己評価が低くなりがちである。

「人間関係には何も期待していない」

Nさんは、二十代後半の、知的な風貌をした女性である。物腰は控えめで、表情はやや乏しく、陰気な印象を受ける。そのため、整った顔立ちの美しさは、ぱっと目にはあまり魅力的に見えず、くすんだ感じがする。何度か会ううちに、その知的で繊細な美しさに気がつくという感じである。話をしていても、どこかよそよそしく、距離を置いた感じで、何度会っても、その距離はほとんど縮まらない。

物理的にも、通常より少し距離をとって座り、接近しようとすると、どことなく当惑した表情を浮かべる。Nさんは、これまで何人かの男性から好意を打ち明けられたり、アプローチされたりしたことがあるが、一線を越えた関係になったことは一度もないと言う。

Nさんが小学三年生のとき、父親が、突如、家に帰ってこなくなった。たまに父親がやってくると、母親と言い争っているのを聞いた。父親が、他の女性と暮らしていると知ったのは、もう少し後のことである。母親は、専業主婦で、ほとんど働いた経験もなく、父親にすっかり頼り切っていた。母親は塞ぎこみ、めそめそとよく泣いていた。結局、両親の離婚が成立したのは、Nさんが高校一年の時である。父親から、満足な生活費をもらえないことも、母親のストレスの原因だった。母親は生活のために、仕事に出るようになったが、その顔は、いつも暗く沈んでいることが多かった。Nさんのその頃の願いは、早く自活して、母親の暗い顔を見なくて済むようになることだった。

Nさんは、友達づきあいにおいても、次第に消極的になった。その理由の一つは、親しくなって、家庭内の事情を知られるのが嫌だったことである。両親から大切にされている友人の姿を見るのも、惨めな気持ちだった。Nさんは、勉強をしたり、読書をしたりするのを好むようになった。勉強や読書なら、そんな思いをする心配もなかったからである。

成績優秀だったNさんは、奨学金をもらって医学部に進んだが、臨床医にはならず、研究者になった。患者とかかわるよりも、実験をしている方が性に合っていると感じたからだ。Nさんの楽しみは、デートすることよりも、月に一度、一人で行きつけの居酒屋に行って、おいしいお酒を味わうことである。Nさんは、「結婚は考えられない」という。その理由は、「人間関係に、特別何も期待していないし、幻想も抱いていない。母親のようにだけは、なりたくない」からだ。

この、聡明で強い信念をもつ女性は、自分が、本当は親密な関係を欲していることを、完璧なまでに覆いかくし、葛藤状態に陥る危険から身を守っていた。何も期待しないと断言することで、対人関係をめぐる煩わしさや、傷つく危険から自由であろうとしていた。しかし、この女性も内心では親密さを求めながら、親密になるのが怖いのである。失敗して傷つくことを恐れる気持ちが、あまりにも強いのである。それは彼女自身が手痛い思いをしたからではなく、母親が傷ついて、うつ状態に陥っている様をみて、深く傷ついたからである。

両親が離婚し、母親の傷ついた姿を見て、恋愛や結婚に踏み切れなくなるということは非常に多い。元々愛着の問題も母子分離の障害もなかったケースでも、こうしたことは起こり得る。

それまで心身ともに順調に発達していた子どもにとっても、両親の離婚、ことに、それに伴って引き起こされる母親のうつ状態が、パーソナリティの形成に深刻な影を落としてしまう。両親が離婚したケースであっても、母親がうつ状態や不安定な精神状態に陥ることなく、元気で安定しているケースでは、子どもが受けるダメージはずっと小さい。母親がその痛手を長く引きずれば引きずるほど、子どもへの影響も深刻になると言えるだろう。

境界性パーソナリティ

診断概念で用いられるのは、通常、「境界性パーソナリティ障害」という用語で、これは、社会生活や日常生活に著しい支障を来しているレベルのものを指す。しかし、実際には、困難を抱えながらも何とか生活できているケースも多いし、境界性パーソナリティ障害を克服し、その傾向は残るものの、適応を回復しているというケースも少なくない。こうしたケースは、境界性パーソナリティ・スタイルという言い方がされるが、その両者を合わせて、境界性パーソナリティと呼ぶ。

境界性パーソナリティ障害は、気分の不安定さ、衝動性、両極端に変動しやすい対人関係、自傷や自殺企図などを特徴とする。中でも境界性パーソナリティ障害を際立たせるのは、パラドキシカルで両価的な対人態度である。愛情希求と憎悪攻撃が、一瞬のうちに裏返ったり、愛情対象を過剰なまでに攻撃したりする。

遺伝的背景としては気分障害とオーバーラップする部分があるが、その一方で、双極性障害などでは遺伝要因の関与が八割程度と高いのに対して、境界性パーソナリティ障害の遺伝要因の関与は五割強にとどまり、環境的要因の関与が比較的大きいことが知られている。環境要因として、かなり以前から注目されてきたのは、乳幼児期の養育環境であった。そこから不安定型愛着との関係が浮上してきたのは、自然な成り行きであった。

境界性パーソナリティ障害と無秩序型、両価型愛着

実際、境界性パーソナリティ障害の人は、親との愛着関係において、非常に苦しめられ、つらい思いをしたと回想するケースが多く、養育者は彼らのことには関心が乏しく、情緒的ネグレクトを受けたと感じている人も多い。彼らにとって養育者は、自分たちの考えや気持ちを絶えず否定し、守ってはくれず、気まぐれで、過剰なまでに支配しようとする存在であった。幼いうちに養育者と離ればなれになったという体験

もしばしば見いだされる。

その一方、養育者に尋ねてみると、ごく普通に育てたつもりだという答えが返ってくることが多く、子どもの非難を寝耳に水のように感じるようだ。ほかの兄弟も、本人の言い分があまりピンとこないことが多い。そこには認識のズレがあるわけだが、主観的であれ、本人にとっては、そんなふうに感じられているという事実はないがしろにできないし、幼い頃から自分は人と違っていると感じたり、養育者との間にわだかまりを抱えて生きてきたことの根底に、愛着の不安定性があったのだと考えると、腑に落ちるのである。

近年、無秩序型、両価型の愛着パターンの子では、将来、境界性パーソナリティ障害を発症するリスクが、安定型愛着の子に比べて高いことがわかってきて、いっそう両者の関連性に注目が集まっている。両価型愛着と無秩序型愛着は、しばしばオーバーラップしている。しがみつきの一方で、接触を嫌ったり、なだめようとしてもなかなか機嫌を直さない。

境界性パーソナリティ障害の人では、激しい嫌悪感情（ネガティブな感情）に囚われやすい傾向があり、それが強烈に高まることが、解離や自傷行為の引き金にもなる。

そうした傾向は、「好き嫌いがはっきりしている」「嫌いになると許せない」「もう嫌だと思ったら、すべて消し去りたくなる」といった言い方で語られることも多い。その引き金となるのは、見捨てられたり、拒否されたと感じたり、一人ぼっちだと感じることである。それは、現実に起きた見捨てられ体験によって生じた心の傷に由来するとも考えられてきた。しかし、その一方で、明白な見捨てられ体験が見当たらないようなケースも少なくないことで、その点に疑問をもつ専門家も多かった。

境界性パーソナリティ障害の人が示す特性として、一連の研究から明らかとなったのは、彼らが他人の顔色に非常に敏感だということである。このことは実験的にも確かめられ、ことに怒りの表情や拒否、見捨てられ場面や人間関係のもつれが絡むときに、ネガティブで過敏な感受性を示したのである（Wagner & Linehan, 1999)。しかし、境界性パーソナリティ障害から回復すると、そうした傾向が消え去り、対人場面でも、ポジティブな受け止め方に変化した。逆に悪化のきっかけとなるのも、大部分は対人関係や愛情関係でのネガティブな体験であった。このような対人関係の不安定さは、その根底に不安定な愛着がひそんでいることを強く疑わせる。不安定型愛着のため、対人関係で安心感をもちにくく、相手を混乱させる反応や、相手を過度にコントロールしようとする行動を生んでいると考えると、理解が容易になるのである。

実際、境界性パーソナリティ障害の人に、先に述べた愛着検査（成人愛着面接）を行うと、九割以上の人が不安定型愛着を示し、通常は数パーセントしか当てはまらない「とらわれ型」に該当する人が、六〇～一〇〇パーセントにも達したと報告されている。また、多くの人が解決されない心の傷を抱え、未解決型と判定された人は、五〇～八八パーセントにのぼった。とらわれ型も未解決型も、それだけでは境界性パーソナリティに特異的なものとは認められないが、とらわれ型と未解決型がオーバーラップしたケースでは、境界性パーソナリティ障害の診断特異性が非常に高くなると言われている。

ただし、境界性パーソナリティ障害は、安定型愛着を示していた人でも生じるケースがあり、愛着の問題は非常に重要ではあるが、あくまで境界性パーソナリティ障害の要因の一つである。

遺伝要因と環境要因の相互作用

境界性パーソナリティ障害の特徴である対人関係における過敏性には、無秩序型、両価型（不安型）の愛着がからんでいると考えられるようになっているわけだが、そこには遺伝要因も関与している。先に無秩序型愛着の子どもでは、セロトニン・トランスポーター遺伝子が、s／s型を示す割合が高いことに触れたが（一〇六ページ）、無秩序型愛着が境界性パーソナリティ障害のリスクを高めるとすると、s／s型は、同時に境界性パーソナリティ障害のリスクを高めると推測される。実際、自傷行為や自殺念慮、不安定な対人関係といった症状との間に関連性が認められている。

さらに驚くべきことに、s／s型の遺伝子をもつ人では、未解決型の愛着スタイルを示しやすいことも報告されている（Caspers et al., 2009）。過敏で傷つきやすい気質をもつことで、親との間のネガティブな体験が、いっそう深い傷跡を残しやすくなると推測される。

このように遺伝子レベルの要因は、環境要因と相互に絡まり合うことで、愛着形成や行動パターン、さらにはパーソナリティの形成に関与していると考えられる。

「私をなぜ抱いてくれなかったの」

Yさんの母親は、Yさんを産んだ後、産後うつがひどく、赤ん坊の世話ができる状態ではなかったため、Yさんは、父親や祖父母、母親の姉らの間を行ったり来たりして育てられた。半年が過ぎた頃、母親の病状はやや好転し、母親が面倒をみるようになったが、母親との関係はしっくりせず、Yさんは父親や祖父母の方になついていた。

母親はそのことが面白くなかったらしく、余計にYさんに対して冷たい態度をとったり、「どうせパパの方がいいんでしょう」と、いじけたりした。

小学校に通う頃になると、男の子を泣かすくらい活発なYさんに対して、勉強や行動のことで母親は口うるさく指導した。Yさんが思い通りに従わないと、ヒステリックに泣き喚いたり、父親に言いつけると脅したりした。伝家の宝刀は、「死にたい」と言いだすことで、ベランダから飛び降りようとして、父親ともみあいになったこともある。父親は、妻の調子が悪くなることを恐れていて、「ママに心配かけたらだめじゃないか」とYさんをたしなめるのだった。それまで母親に反発していたYさんも、母親の「死にたい」という言葉を聞くと、急に悲しい気持ちになって、泣きながら母親に謝るのだった。

成長するにつれ、そんな母親の行動が子どもじみて見えてきて、余計に母親を疎ましく思うようになった。だが、表面では、母親を気づかうような態度をとり、当たり障《さわ》りのないことしか言わないようになった。

頑張り屋で、しっかり者とみられていたYさんだが、中学の頃から、自分はどこか人と違うという感覚を覚えるようになった。楽しそうにしていても、心のどこかには、楽しんでいない自分がいた。言いようのない空虚感や自己嫌悪に悩まされるようになった。そして、母親に対しては、ただむかついた。リストカットをするようになったのも、その頃だった。高校に入ると、それに過食と吐き戻しが加わった。自分なんか生きていても仕方がないという思いがつきまとい、太宰治を読みふけった。自殺を考えたこともある。それでも、自分をどうにか保てたのは、父親がいつも変わらずいてくれたのと、何でも話せる友人に出会えたからだろう。

Yさんは職場で出会った男性と結婚し、今では一児の母として安定した生活を送っている。しかし、母親との関係だけは、今もぎくしゃくしたままだ。母親と会うたびに、Yさんはもやもやした思いに囚われ、帰ってきてから、少し塞ぎこんだりする。母親を自分の人生から一切排除したほうが、どれほど気が落ち着くかと思うこともある。Yさんが今もこだわってしまうのは、母親は自分を愛してくれていないという思いである。その原点には、母親が幼い自分を放っておけたということがある。病気だったから仕方がないのだと理性ではわかっても、気持ちが納得しないのだ。「どうして母は、赤ん坊の私を抱いてくれなかったのか、その気持ちが、私にはわからない」とYさんは首を振る。自分が子どもをもってみて、余計にそう思ってしまうのだ。Yさんは、今も時々、自分は誰にも愛される価値のない人間のように思えて、虚しくなることがある。夫や子どもから愛されていても、幼い頃受けた心の傷跡が完全に癒えるのは、まだ先のことなのだろう。

Yさんの場合は、境界性の傾向を抱えているものの、どうにか安定を維持している幸運なケースだと言えるだろう。父親との比較的安定した愛着の絆が、他者と信頼関係をもつことを助けてきたのだろう。信頼できる夫に巡り合えたのも、そのベースがあったからのように思える。シック・マザーのマイナスの影響を小さくする上で、父親の役割は大きい。それでも、自分は愛される価値のない人間だという自己否定感や葛藤を大人になっても引きずっている。

父親の不在や、父親も不安定なケースでは、シック・マザーの影響をまともに被ったり相乗されて、悪影響も強く出やすい。

依存性パーソナリティの人や境界性パーソナリティ障害の人では、ある意味、幼い頃から、養育者の気持ちを読み取り、養育者が求めているものや恐れていることを、素早く感じとり、それに合わせて行動するという訓練を積んできたことになる。その結果、対人関係での感受性を過剰なまでに敏感にしたと考えられる。

ただ、同時に、境界性パーソナリティ障害の人では、感じ取ったものを十分言語化して理解しているとは言えず、あいまいな印象で判断してしまう傾向がみられる。そのため、客観的な事実と、受け取った内容にズレが生じやすく、過剰な読み取りや誤解が生じていることも多い。

そうした特性により、相手の出す些細なサインからでも、気持ちを汲み取り過ぎて、自分の中で傷ついてしまったり、自分の気持ちを表現することを抑えてしまったりということが起きやすくなる。自分の気持ちやほしいものを言葉に出していないという傾向もみられる。それは相手を優先し、自分を損なう行動にも通じる。

こうした傾向は、生きづらさとなって、その人の社会生活に困難をもたらすが、それはデメリットばかりではない。相手の気持ちやニーズを過剰なまでに読み取る優れた感受性を生かすことも可能である。接客的な職業やサービス業、奉仕的な職業において、それはしばしば有用な能力となる。また、芸術的な表現に、そうした能力が生かされる場合もある。

第六章　シック・マザーの特性と背景

第三、第四、第五章では、シック・マザーの子どもへの影響を見てきた。子どもの方に焦点を当ててきたと言えるだろう。本章では、シック・マザー自身の方に焦点を当てたい。シック・マザー自身、疾患や障害を抱えているだけでなく、それと関連した特有の偏った認知や行動、感情の不安定さがあり、それが特徴的な養育態度を生み出している。それは、母親の責任というよりも、母親自身がさまざまな困難やネガティブな体験を背景に抱え、その中で、身につけてきたものでもある。疾患や障害が、問題を生み出していると同時に、背景にある問題が、疾患や障害を生み出している面もある。

本章では、シック・マザーの疾患や障害を超えた特性を整理し、その本質的な問題は何かということを解明するとともに、その背景にある問題を探っていきたい。

1　シック・マザーの特性と養育態度

シック・マザーによく見られる傾向

基礎疾患や病状の違いを超えて、シック・マザーは物事の受け止め方や行動スタイルに共通する偏りがみられやすく、それが養育にも影響する。代表的なものを以下に取り上げた。医学的な病状が重くても、以下の傾向を免れていれば、シック・マザーではないと言うこともできるし、逆に、病状が軽くても、これらの傾向が甚だしく見られる場合には、養育は非常に偏ったものになりやすく、子どもは有害な影響を受けやすいと言える。

(1)ネガティブな認知と感情的な過剰反応

シック・マザーに、広く見られる特徴の一つは、ネガティブで悲観的な認知に囚われやすいことである。母親と子どもに一緒に問題を解決する課題に取り組ませ、その様子をビデオテープに記録して解析したところ、現在または過去においてうつを経験した母親では、子どもに対して、ネガティブな反応が多く、ポジティブな反応が少ない傾向が認められた。そして、ネガティブな反応が多い母親の子どもほど、行動上の問題が多く認められた（Foster et al., 2008）。良いことには目が行かず、悪いことにばかり注目してしまいがちなのである。

慢性的に軽度のうつ状態が続く気分変調症では、不満や愚痴ばかりをこぼし、悲観的な考えをいつも口にする傾向がみられる。境界性パーソナリティ障害では、強い自己否定に囚われており、傷つきやすく、少しでも自分のことが拒絶されたり否定されたと感じると、深く落ち込む。

ネガティブな認知のもう一つの形として、被害的な認知がある。些細なことを、自分のことを馬鹿にされたとか、ないがしろにされたと受け取ってしまうのである。これも、シック・マザーが陥りやすい傾向である。

いずれの場合も、さらに感情的な過剰反応が加わることで、怒りや敵意、恥辱や自己嫌悪、悲しみや絶望といったネガティブな感情をさらに増幅させる。

健康な母親は、うまくいかないことが起きても、子どものストレスを減らすような受け止め方を教えるが、抑うつ的な母親は、うまくいかないことに過剰に反応し、罪悪感を抱かせるような言い方をしたり、自分をもっと責め、強く後悔させようとしたりする傾向がみられる。うつの母親の子どもには、ストレスに対する過敏さや興奮しやすさが認められる。ネガティブな情動反応や過剰な非難によって、日々模範とすべきストレス・コーピングとは反対の手本に触れ、非適応的な反応や認知を身につけてしまうことも、子どもの不適応の一因となっているのだろう。

(2)子どもを自分の問題に巻き込む

シック・マザーは、病状によって、あるいは元来のパーソナリティのために、自分と他者の区別があいまいな傾向がみられる。その結果、自分がネガティブな認知に陥り、感情的に過剰反応するだけでなく、そこに子どもまで巻き込んでしまうということが起きやすい。

本来、小さな子どもに相談すべきでないことを相談したり、自分が判断すべき問題を、子どもに判断してほしいと頼ったりする。母親の苦しい胸のうちを、赤裸々に聞かされ、子どもはその感情に圧倒され、母親の苦痛を取り除くためなら、どんなことでもしようと思い詰めたり、母親が非難した存在を心底憎んだりする。

そうした心理的コントロールは、幼い頃には絶対的な威力を発揮し、子どもを支配するが、年齢が上がるにつれて、そのコントロールに気づいて、母親に対して次第に辛辣な目を向けるようになることも多い。そのことで、母親が余計に不安定になるということも起きる。母親を悲しませないために、大人になっても、表では母親に合わせ続けるという場合もある。

(3)潔癖さとアラ探しの傾向

シック・マザーにしばしば観察される特徴は、完璧主義や潔癖さ、それと結びついたアラ探しの傾向である。これは、うつになりやすい性格の特徴でもある。うつの母親の養育態度を調査した研究（McLearn et al., 2006）によると、過度に厳格になったり、失敗を厳しく罰する傾向がみられた。また、あまり良い点を褒めずに、悪い点を責める傾向もみられる。完璧を求めようとすると、どうしても良い点よりも悪い点が気になり、評価するよりも、足りないところをアラ探しするということになりやすい。

完璧主義の人にみられやすいのは、「ねばならない」の思考である。「〜したい」という主体的な願望よりも、義務感が基準になりがちで、自分だけでなく、子どもまでも、それによって縛り付けようとする。

二十代の若者が社会に出られないことを心配して、母親に連れられて医療機関を受診してきた。若者はうつ状態というわけでもなく、生真面目な好青年である。ただ就職先を選ぶことにひどく慎重になっており、面接を受けに行くこともなく、家族から見ると何もせずに暮らしていた。話を聞くと、もし失敗したら……と思うと、面接に行くことに、ましてや就職すること自体に二の足を踏んでしまうという。失敗したからといって別に失うものはないではないかとチャレンジを促しても、心も体もしり込みしてしまい、なかなか動き出せない。

話を聞いていくうちに、母親から一度も褒められたことがないということを語り、子どもの頃から、失敗するとひどく叱られた経験を話した。公務員の母親は、自らもうつ病で治療を受けたことがあり、潔癖で、責任感の強い性格の持ち主で、自分の仕事は常に手を抜かずにやってきたと自負している。子どもにも自分のやるべきことをやるのが当たり前だと教えてきた。やるべきことをやろうとしないことが、どうしても納得いかないという。

母親が世間的、常識的な価値観で息子を否定的に評価し、アラ探しばかりをしてしまう態度を改めるようになって、若者は自分から就職活動を始めた。

(4)子ども自身への関心の乏しさ

シック・マザーにみられやすいもう一つの傾向は、子ども自身に対する関心が乏しいということである。病状や心配事のため、子どものことは上の空になっている場合だけでなく、一見、子どもに対して熱心に関わっているような場合でも、子ども自身ではなく、子どもに映し出された自分の願望や期待、不安の方ばかりを見てしまうところがある。そのため、物事が思い通りにうまくいっているときには、子どもに関心を示すが、期待はずれなことが起きたり、自分の思いに反する状況になってくると、そっぽを向いてしまうということが多い。

自分本位な視点で子どもを見がちで、子どもがどういう気持ちでいるか、何を求めているかには、あまり関心がないのである。子どもの心のうちを汲みとり、子どもの視点で考えるということが少ない傾向がみられる。先に述べた「感受性」が乏しいのである。

子どもにしてみれば、親に認めてもらうためには、親の期待する子どもでなければならない。それに応えようと頑張るにしろ、それを断念するにしろ、その子本来のあり方とひずみを生じてしまう。

(5)気まぐれで、一貫性を欠いた対応

シック・マザーにしばしばみられ、子どもの混乱の原因となるのは、気分や都合次第で、場当たり的に態度を変える一貫性を欠いた対応である。病状的に気分の変動が大きい場合もあれば、性格的に気まぐれだったり、自己本位だったりして、子どもに対する影響を長期的な視点で考えて行動できない場合がある。

こうした傾向を非難するのは容易であるが、病気を抱え、気持ちが弱っている状況では、どんなに人格の優れた人でも、目先のことを考えるので精いっぱいになってしまうものである。そうした試練において、人間の真価が問われるのだろうが、シッ

ク・マザーのケースでは、家族や周囲からの支えも乏しいことが多く、子どもに依存し、子どもを振り回してしまうことになりがちなのである。

(6)管理の欠如または過剰

シック・マザーは、すべてを自分の思い通りにコントロールするか、コントロール能力を失って、無秩序な混乱や「運命の奴隷」状態に陥っているか、どちらかになりやすい。両者が混在している場合もある。ほどよくコントロールされ、ほどよく秩序が維持されているが、事細かな行動や主体的な意志にまでは干渉しないというのが、バランスのとれた養育だと言える。ところがシック・マザーは、このバランスが悪いのである。

社会経済的に不遇の家庭では、コントロールの欠如が起こりやすく、子どもは無秩序な混乱の中に放置されることになりがちだ。そうした状況は、子どもが危険な刺激にさらされるといった不都合な事態を生みやすくなる。極端な場合には、母親が子どもに犯罪行為の片棒を担がせるということも起きてしまう。

一方、一見恵まれた家庭でも起きやすいのは、コントロール過剰により、子どもの主体性や自由が侵害される事態である。コントロールが強すぎる母親に対して、子どもは次第に二面的で、アンビバレントな態度を示すようになる。母親の前では良い子に振る舞い、母親と一緒にいることを喜んでいるように装うが、本心では母親といることが負担に感じられている。母親に依存し、いないと不安がる一方で、母親に本心から打ち解けたり、甘えたりということができない。

親とのかかわり方と青年期のうつの関係を調べた研究（Branje et al., 2010）によると、親が過剰にコントロールする場合も、コントロールしなさすぎる場合も、子どもの抑うつ傾向が高まりやすかった。ほどよく管理されているということが、子どものバランスのよい成長にとって重要なのだろう。

(7)ひきこもり傾向や社会的スキルの乏しさ

シック・マザーのケースでは、母親自身がひきこもりの傾向を示し、社会から孤立しがちになっているという場合が少なくない。家庭や子どもだけが自分の世界になって、余計に子どもとの関係が煮詰まりやすい。母親の社会的スキルも低いという場合も多いが、中には、本来社会的スキルや能力も備わっているにもかかわらず、自己否定的な気持ちのために、社会参加することに自信がもてず、家にこもりがちになっているという場合も多い。

シルバーらの研究（Silver et al., 2006）によると、母親となる女性が、うつになる危険を予測するのにもっとも有効だった質問は、周囲からの支えが乏しくないか、健康状態による行動の制限はないか、そして、もっとも関連が強かったのが、子育てする能力に不安はないか、であった。「子育てする能力に自信がない」と答えた女性では、うつになる危険が三・三倍にもなった。社会的スキルの乏しさは、子育てを困難にし、うつになる危険を増すばかりでなく、うつになることによって、さらにコンピテンスが低下することで、悪循環を形成する。

母親が社会的な関係からひきこもっている場合には、子どもとの関係においても、関わりを作っていくのにより大きな困難を来しやすく、子どもと応答的な関係を持ちにくい。子どもを自分自身の「自己愛的な延長物」とみなしがちで、子どもを、自分の欲求を満たすための手段として用いる傾向がみられる。そうした母親の特性は、母子間の不安定型愛着の原因ともなり、余計に子育てを困難なものにすることで、母親自身が追い詰められる要因ともなる。

(8)母性的なぬくもりや柔軟性の欠如

シック・マザーにしばしばみられる特徴として、母性的な優しさや柔らかさに欠け、自然な情愛よりも、がちがちのルールや世間体、理想といった固定観念を優先する傾向が挙げられる。自分の理想や期待を子どもに実現させようとして、自分ができもしなかったことを子どもに課し、それが子どものためであると思い込んでいることも多い。子どもが要求通りにすることを嫌がると、子どもが困っているとは思わずに、自分の要求に「逆らっている」「刃向かっている」と受け取り、思い通りにならないことに対して激しい憤りを感じ、さらに強要しようとする。「善意の虐待」が起きやすいと言える。

うつ状態で通院中の母親は、小学三年生の子どもに、朝も夜も過剰な日課を与え、その通りに子どもが勉強をしないと、激しく折檻《せっかん》した。母親自身、そんなふうに勉強に励んだことなどないことを指摘されると、それを認めはするが、息子の将来のために、それが必要なのだという考えを変えられない。小学一、二年までは母親の言うとおりにしていた息子も、厳し過ぎる要求水準についていけなくなり、次第に反抗的になっている。トイレに入ったまま鍵をかけて出てこなくなったりする。そのことで、母親はさらに怒り狂い、虐待を繰り返している。子どもは、すっかり勉強嫌いになり、最近では成績も下がってしまった。百点でないと、なぜこんな問題を間違えるのだと母親から怒鳴られる。息子は普段でも上目づかいに母親の顔色をうかがい、いつ殴られるかびくびくしている。

シック・マザーと虐待のリスク

これらの養育態度の特性は、一つ間違うと虐待やネグレクトにつながる。母親は、虐待をしようとして、そうなったわけではなく、むしろ子どものためを思って必死になるうちに虐待に至り、それを繰り返すようになってしまうことも多い。「善意の虐待」である。皮肉や酷評、辱《はずかし》めといった心理的な虐待の多くは、無自覚的に起きており、虐待という認識どころか、むしろ親しみや信頼の表れであるとか、間違っている子どもを正しく指導しているだけといった正反対の認識をもっていることも多い。

母親にうつがあると、厳しい躾をする傾向があり、母親のうつ病は、身体的虐待や精神的虐待、ネグレクトの危険が二〜三倍に高まると報告されている。ことに裏付けられているのは、精神的虐待との関係である。否定的な認知のために、知らず知らずのうちにアラ探しをしたり、否定的な言葉で子どもを傷つけてしまうことになりやすいのである。

アメリカでは、八パーセントの子どもが、うつ病の親と暮らしているとされるが

（Weissman et al., 1987）、虐待の容疑で拘留され取り調べを受けたケースでは、三五・五パーセントで、うつが認められている（Conron et al., 2005）。日本では、うつ病の有病率がもっと高くなっており、虐待における母親のうつの割合も、同じ程度かそれ以上に高い可能性がある。

虐待の多くのケースにおいて、母親も追いつめられている。生真面目な親のケースほど、子どもの問題を何とかしようと悩み、うつになり、余計に感情のコントロールが利かなくなっている。シック・マザーの状態に陥っているのである。その場合、本当に必要なのは、責めたり罰したりすることではなく、「子育てのことで、悩んでいるんじゃないですか」という一言である。母親を救うことが、子どもを守ることにもつながるのである。

シック・マザーと愛着障害

シック・マザーの養育態度を考えた場合、一部に認められるのは、母親自身が愛着障害や不安定型愛着を抱えているケースである。不安定型愛着は、うつや境界性パーソナリティ障害、薬物依存などと関連し、シック・マザーに認められやすい。母親の養育態度は、母親が子どもを産む前からもっている愛着スタイルによっても、大きく左右されることが知られている。子どもが誕生する以前の段階で、母親の愛着パターンを調べると、七割のケースで、生まれてくる子どもの愛着パターンが予測できたという。母親がとらわれ型や未解決型といった不安定型愛着を示す人では、生まれてくる子どもが、無秩序型の愛着を示すケースが多かった。

愛着が不安定な場合に生じやすい問題は、適切な距離がとりにくいということだ。不安定な愛着を抱えていることが多いシック・マザーでは、子どもとの適切な距離がとれないということも起きる。そのため、子どもとも程よい関係が築きにくい。密着しすぎるか、ひどく冷淡かのどちらかに偏りやすく、過干渉で支配的か、まったく無関心かという両極になりやすい。子どもに、本来話すべきでないことまで打ち明けて、相談するということも特徴的である。母親自身が一杯いっぱいで、自分の思いや感情を処理しきれずに、子どもを巻き込んでしまうことも多い。

母親自身が、自分の親との間で未解決な問題を引きずっていたり、憎しみや恨みの感情に囚われている場合、気まぐれで、極端な情緒的関わり方をする傾向がみられ、子どもに対する態度も、過度に機嫌をとったり、過度に突き放したりと、極端に揺れ動きやすい。母親もまた、自分が育った環境の影響を色濃く受けているのである。

母親が回避型の愛着スタイルをもつ場合、子どもの気持ちに対して無関心になったり、情緒的な交わりが乏しくなったりしがちだ。温かい母性的な愛情ではなく、ルールや目的といった冷たい規則によって、子どもを縛ってしまうこともある。

愛着スタイルによって違いはあるが、母親が不安定型の愛着スタイルをもつ場合、子どもも安定した愛着スタイルを育みにくいという点では共通する。それは、母親が責められるべきことというよりも、母親もまた、その母親から、安定した愛情や世話を受けられなかったということを示している。

だからといって、不可抗力的で、どうしようもないということではない。自分の陥りやすい傾向を自覚し、改善を図ることで、悪影響を避けることができるし、また、そうした自分の中の傾向を、適応的な方向に克服することも可能なのである。まず自覚をするということが、大きな一歩なのである。

シック・マザーと発達障害

女性では、男性に比べてアスペルガー症候群やＡＤＨＤの有病率が低いため、これらの発達障害を抱えるのは、母親よりも父親に多いことになる。しかし、頻度的には比較的少数であるものの、近年では性差の影響が小さくなり、そうした問題を抱えた母親も少なくない。

アスペルガー症候群のような自閉スペクトラム症では、対人関係が苦手な上に、柔軟性に乏しく、固執する傾向や感覚が過敏な傾向があるため、社会生活や日常生活でストレスを感じやすく、うつなどの精神疾患に罹患しやすい。また、臨機応変な対応や共感的な関与が求められる子育ては、概して苦手な傾向がある。子どもの気持ちをうまく汲みとれず、型にはまったルールや義務といったものにこだわり、融通に欠けた対応をしてしまいやすい。知らずしらず、支配的になり過ぎ、思い通りにさせようとする傾向もみられる。

一方、ＡＤＨＤがベースにあるタイプでは、衝動性や実行機能の低さのために、場当たり的で気分次第の対応をしたり、家庭がきちんと管理できず、乱雑で混乱した状態になりやすい。

両者の傾向が合併しているケースもあり、そうした場合には、余計に家庭の維持や子育てをバランスよく行うのが難しく、修羅場となりやすい。

しかし、発達障害だけで、愛着の問題が認められないケースであれば、まだそれほど状況は悪くない。本人の特性を、本人だけでなく周囲も理解して対処することで、どうにか乗り越えていけるものである。この場合には、親や家族との関係が良好なことが多いので、周囲からの支えも得られやすい。

その意味で、もっとも大変なのは、発達障害に愛着障害や不安定型愛着を合併しているケースである。先に、外傷性（複雑性）発達障害として述べたようなケースである（一一八ページ）。この場合は、発達障害の症状に加えて、被害的でネガティブな認知や対人不信感、情緒的不安定、支配的な傾向、共感性の乏しさなどが、さらに強まっており、養育態度も、不安定かつ極端に偏ったものになりやすい。親や夫との関係もぎくしゃくしていることが多く、必要な助けも得られにくい。家庭や子育ては混乱を極め、カオス的な状況に陥る危険も高い。

シック・マザーと自己愛障害

しかし、愛着の問題や発達障害がない母親でも、疾患や障害によって、シック・マザーの状態に陥ってしまうことがある。シック・マザーの本質をつかむには、その二つの概念だけでは不十分なのである。

先に列挙したシック・マザーに特徴的な傾向を包含し、すべてをもっと的確に説明できる概念はないだろうか。それは、シック・マザーの本質と直結した概念のはずである。その問いに対する、一つの答えは、ナルシシズムの障害、自己愛障害である。

自己愛障害は、自己愛が傷を受けることによって、肥大した自己愛に囚われたり、逆に自己愛が萎縮して、自己否定に陥ったりする病態である。

身体的な病気であれ、精神的な病気であれ、人は、病み、弱ったとき、程度の差はあれ自己愛的になる。元来成熟した人格を備えた人でさえも、肉体的、精神的な危機は、未熟な自己愛を抱えた人のように振る舞わせる。もともと自己愛のバランスが悪い人では、その偏りが強まりやすい。

シック・マザーの悲劇性は、母親というものが子どもへの献身を求められるという宿命を負いながら、自分自身が抱える苦悩ゆえに、その献身が困難になってしまうことに起因する。自己愛が成熟することによって、他者への愛が可能になる発達のプロセスが、自己愛の段階に滞留することで自己愛障害が生じるように、病によって自己愛の段階へのスリップ・バック（退行）が起きることで、自己愛障害に陥ったのが、まさにシック・マザーの状態だと言えるだろう。つまり、シック・マザーとは、病気や精神的な問題によって自己愛障害に陥り、子どもに愛情を注げなくなった状態だと言うこともできるだろう。自分の傷つきや苦しさゆえに、子どもを愛せない母親、それがシック・マザーの本質的な病理なのかもしれない。

病的な自己愛の状態では、自分にだけ関心が向かいがちである。他人に共感し、その心を思いやるゆとりをなくす。傷つきやすく、感情的に反応しやすい。自分に苦痛のないように、周囲の環境をコントロールしようとする。思い通りにならないと、まわりが自分を苦しめようとしているように受け取り、怒りを感じる。相手の気持ちを思い、溢《あふ》れるような関心や愛情を注ぐことはできない。自己愛とは、自分を大切にする能力であるが、それが健全な状態に維持されて初めて、他人を思いやることもできる。自分が死のうか生きようかというところまで追い詰められた状況では、他人に優しくすることはできないのである。たとえ、相手がわが子であっても、いや、わが子であるがゆえに、愛情の代わりに苦痛を与えてしまうことも起きるのである。

2 母親になることへの葛藤

背景にある心理的葛藤

シック・マザーが自己愛障害の一つの形態であることは、自分の分身であると同時に、独立した存在でもあるわが子をもつという体験の存在論的な意味とも関係している。子どもを産み育てるということは、自己複製という側面と、自己犠牲という側面をもつ。そこでは、何重にも自己は揺さぶられ、試されることになる。自分のことだけを考えていればよかったのが、自分の中で生まれた別の存在に没頭することを求められるだけでなく、それほどまでに同一化し、ありったけのものを注ぎ込んで育てた存在が、やがて離れて、独立した別個の存在になっていき、ときには、こちらを否定することがあってもそれを受容しなければならないのだ。

その過程で、未成熟だった自己愛がより成熟していく面もあるが、自己愛の段階に執着した存在にとっては、その過程を乗り越えることは容易ではない。自分のことにもっと熱中していたいのに、それを妨げられるということも起きる。自分が誰かに頼っていたいのに、自分が支えなければならないという事態に直面する。

また、自分自身を肯定的に捉えることのできる人は、他者とも信頼関係を築きやすく、必要な時に助けを求めることもできる。しかし、自己愛障害を抱えた人では、自分自身に自信がなく、いわれのない自己否定に囚われていることが多い。

自己愛障害を抱えた人では、子どもをもつことに消極的になったり、ときには嫌悪感さえ抱くこともある。自分が嫌いなのに、自分の複製など欲しくないという気持ちを語る人もいる。愛する人の子どもを欲しい気持ちとともに、しかし、自分と似ていたらどうしよう、自分と同じことで、その子が苦しんだらどうしよう、と、両方の気持ちの間で揺れ動くこともある。こうした気持ちは、自己愛障害を抱えていない幸福な人には、わからない感情である。

自己を否定的にしかみられない人では、他者に対する信頼感も不安定である。自分も信じられないのに、他人を信じることなどできないのである。その根底には、基本的安心感や信頼感が傷つけられているという状況がある。それは、愛着障害のように幼い頃の養育の問題で生じることもあれば、その後の外傷的な体験によって生じることもある。

事情はどうであれ、シック・マザーには、母親になることをめぐる葛藤がしばしば認められる。それは、シック・マザーの自己愛の脆弱性を示すものだと言えるだろう。

シック・マザー自身がサバイバーである

前章で、シック・マザーの子どものパーソナリティについて述べたが、その特徴が、実は、シック・マザー自身の特徴と、少なからず重なっていることに気づかれた読者も多いだろう。それというのも、シック・マザー自身が、シック・マザー体験を生き延びたサバイバーであることが少なくないという事情がある。

シック・マザーは、病気や障害という傷を負っているが、それ以前に、何らかの傷を負っていることが多い。虐待やいじめを受けていたという場合や親から過度のコントロールを受けていたというケースにもよく出会う。かつての傷が脆弱性を生み、新たな傷が過去の情動的状況を再現するだけでなく、いわばブースター効果を起こして、今受けているダメージ以上の損傷を与え、力を奪っているという状況である。その傷が、親とのかかわりにある場合には、親となり、子をもち、育てることに、余分に乗り越えなければならない課題を抱えやすいのだ。それが、子育てにネガティブな影響となって現れやすい。

ある研究（Koverola et al., 2005）によると、母親が虐待を受けていたことは、母親のうつ症状や社会的支えの乏しさと関係するだけでなく、母親のうつ症状や否定的な認知、周囲からの支えの乏しさといったことを介して、子どもの行動や精神状態にも影響するとされる。

分離の危機と同一化の危機

サンプソンら（Sampson et al., 1964）によると、産後の不安定な精神状態には、二つのタイプがみられるという。一つは、「分離の危機」と呼ばれるもので、このタイプは、胎内で一体化していた子どもが、出産によって自分から切り離され、別の存在となったことに喪失感を覚え、抑うつや空虚感、不安を感じるという。また、子どもがライバルのように感じ、自分も子どものように甘えたいと思う。このタイプの危機を示す女性は、自分自身の母親と共生的な依存関係にあり、自分のアイデンティティと母親のアイデンティティが分離されていない傾向が認められるという。

もう一つのタイプは、「同一化の危機」と呼ばれ、このタイプの女性は、「分離の危機」のケースよりも、ある部分自立した女性であり、むしろ、自分の母親から援助を受けることに強い抵抗を感じる。そのため、孤軍奮闘した挙句疲労困憊し、抑うつ状態などに陥っている。このタイプの危機を示す女性は、母親を自分の理想的な対象とは認めがたいと感じていて、自分が母親になることは、自分自身の母親に対する葛藤や否定的な感情を再び呼び覚まし、母親の助けを受け入れたくないと感じてしまう。

前者のケースは、母子分離の段階で躓いており、母親から自立できていない。母親以外の対人関係においても、自他の境界があいまいで、依存的な関係のもち方をしてしまう。子どもが自分の意志をもった独立の存在として歩み出すことは、このタイプの母親を不安にする。母子分離で受けた傷が再活性化されてしまうのである。

後者の「同一化の危機」のケースは、もう少し後の、理想化対象が形成される段階で躓いたと考えられる。母親がめそめそ泣いている姿や酔っぱらったふしだらな姿、父親を罵《ののし》っている姿や自分を虐げるさまを見て、失望を味わい、女性や母親の手本として取り込むことに失敗している。

予期しない妊娠、母親になることへの抵抗

妊娠時うつに関する研究では、計画外の妊娠が、発症のリスク・ファクターになるという結果が報告されている。ただ、全妊娠の五〜六割が計画外の妊娠だとも言われ、計画外の妊娠であっても、多くはそれを前向きに受け止めて、母親としての喜びや覚悟の方が強まっていく。しかし、何らかの理由で、母親になることを受け止めきれなかったりする場合には、妊娠や子育てを負担に感じ、うつの危険が高まりやすい。

計画的に出産した場合でも、次のケースのように、もともと子どもをもつことに躊躇や葛藤があったケースでは、実際に子育ての負担や生活上の制約がかかってくると、再び葛藤が活性化して、後悔や苛立ちが強まるという場合もある。

女性精神科医のケース

三十代の女性医師のケースである。自立心が強く頑張り屋だが、内向的なところがあり、他人に相談したりするのは好まない性格だった。結婚はしたものの、最初から子どもを産むことには消極的で、子どもができると、ライフスタイルが変えられてしまうのが嫌だと思っていた。夫も、音楽が趣味の内向的な人で、彼女の考えを理解し

てくれていた。ところが、結婚して数年たつうちに、自分も子どもをもちたいと思うようになった。夫も賛成して、妊娠出産へと踏み切ったのだが、その一方で、まだ躊躇《ためら》う気持ちが残っていた。出産の合併症もあって、すべてが台無しになったような強い不安と喪失感を覚えるとともに、子どもに対して、あまり愛情を感じられない自分に気づいた。わが子を見ても、何の感情も湧かなかった。子どもを産まなければよかったとさえ思うようになっていた。

彼女は精神科医であったが、自分が産後うつ病にかかっているとは、まったく思い至らなかった。自分の状態を、夫にも隠そうとしていた。ただ、夫は彼女がイライラしやすく、自分に当たってくることが多いことには気づいていた。夫が出かけると、カーテンを引いて薄暗くした部屋に、子どもとこもった。ただ、彼女は幼い子どもにとって、スキンシップや話しかけることが大切だということは知っていたので、一緒に横になりながら、何時間も子どもを撫でたり、歌を歌ったりした。

その状態を見かねた親友が、お手伝いさんを頼んではと言ってくれた。彼女は渋々同意したが、それでも育児だけは自分でやろうとした。やってきた家政婦が彼女の状態を見て、産後うつかもしれないと助言してくれた。その一言が、結局、回復のきっかけとなる。彼女は治療を受け、みるみる回復した。幸い子どもの発達も良好であるという。

専門家であってさえも、わが身に起きると、まさか、そんなわけがないと思ってしまうものだ。それを認めたくないという心理も働く。完璧主義や自立心の強い人ほどそうだ。人に頼ったり相談するのが苦手で、自分でやらないと気が済まない、この女性のような性格は、産後うつ病にかかりやすい人の典型的なタイプの一つでもある。

初めて母親になった女性を対象にした調査（Grote & Bledsoe, 2007）によると、妊娠中に出産や子育てについて楽観的な傾向の母親は、悲観的な母親に比べて、出産後、うつになりにくく、ストレス要因にさらされていた場合にも、産後うつになるリスクが低かった。母親になることに対して前向きに受け止め、楽観的に考えることは、うつの予防につながると考えられる。

3　シック・マザーと家族

家族の問題としてのシック・マザー

精神的な問題は、しばしばその人個人の問題というよりも、その人が属している集団の問題を映し出していることが多い。母親の病気は、子どもや家族に影響するが、母親もまた家族からさまざまな負担を強いられ、それが病状に響いているということも多い。母親だけを問題視するというのではなく、シック・マザーの問題を家族全体の問題として捉えていくことが必要である。

シック・マザーは、自分自身の親との問題を引きずっていることが多い。シック・マザーがしばしば不安定型の愛着を示し、また母親になることに葛藤を抱えているといった事実も、シック・マザーが自分の親との関係に、わだかまりを引きずっていることと密接に結びついている。身体的、心理的虐待を受けていた人も少なくない。子ども時代に虐待を受けた女性は、うつになりやすく、また自分の子どもを虐待しやすいとされる。

親とうまくいっていないと、妊娠中や出産後に、必要な支えが得られにくくなるという実際的な問題も絡んでいる。親の助けを求めたいと思っても求められなかったり、助けてもらったものの、それが逆にストレスを引き起こすという場合もある。

また、夫やパートナーとの関係にも、しばしば問題を抱えている。うつの母親は、夫との間に不一致や葛藤を抱えていることが多く、しばしば結婚を不幸だと感じている。夫やパートナーに思いやりや協力が乏しかったり、すでに離別して援助が得られなかったり、夫やパートナーから暴力を受けているケースも少なくない。同居しているパートナーからの暴力と自分自身のうつが、子どもへの虐待と同居しているというケースは非常に多い。母親が結婚を後悔し、その苛立ちを子どもにぶつけている場合もある。母親は、子どもを愛したい気持ちをもつ一方で、子どもがわずらわしい、重荷だと感じてしまう。この子さえいなければ、自分ももっと違う人生を歩めたのにと考えることもある。

夫にも、うつ、アルコール依存などの精神障害が認められることも多い。母親だけでなく父親のうつも子どもの成長に影響を及ぼす。ある調査（Davé et al., 2008）によると、父親の約八パーセントにいずれかのタイプのうつ病が認められたが、うつ病の父親をもつ子どもでは、友人関係のトラブルが三十六倍も多くみられたという。

うつ病や薬物乱用は、社会的支持基盤の乏しさ、経済的困窮などと関連するが、これらはまた、子育ての問題や虐待のリスク・ファクターでもある。孤立した母親が子育ての負担を一人でになううちに、疲れて心のバランスを失い、シック・マザーとなって虐待に至るという状況がいたるところで起きている。そこにあるのは、母親が守られていないということである。

シック・マザーが、とりわけ重要な問題であるのは、母親一人の問題ではなく、それが子育てというプロセスを媒介にして、際限なく連鎖していきやすいからである。

イェール大学の長期にわたる追跡研究が、うつが親から子へ世代間伝播しやすいことを裏付けたことを述べたが（一四六ページ）、実は、この研究はその後も続けられ、さらに驚くべき事実を明らかにした。うつの親の影響は、子どもにとどまらず、孫の代にまで見られたのである。うつになったことのある人の孫と、うつの既往のない人の孫を比較すると、前者は後者に比べて、不安障害など精神疾患のリスクが高まる傾向がみられたのである。

家庭内で負の連鎖が起きる

母親がうつになるという場合、必ずしも母親が問題を抱えているということではない。例えば、父親がうつになって仕事ができなくなり、家計を維持するために慣れない仕事で無理をした母親がうつや不安障害になるという場合もある。あるいは、父親の飲酒癖やＤＶ（配偶者間暴力）がひどくて、母親がうつになっているというケースも少なくない。また、子どもがいじめから不登校になり、その結果、母親がうつになるという場合も多い。

最初の原因が他にあろうと、一旦母親がうつなどの疾患で倒れて、これまでのように動けなくなると、その悪影響は、それまで無事だった家族にも及び始める。負の連鎖が広がっていくのである。

銀行員だったC子さんは、美容師の夫と、知り合って一か月で電撃的に結婚した。結婚と同時に退職。C子さんの貯金で夫は美容室を開業したが、家賃が高く、経営はなかなか軌道に乗らなかった。二年後に男の子が生まれたが、その頃から、夫は店の客や従業員と再三浮気をするようになった。C子さんは結婚を後悔したが、生まれた息子のために何とか円満にやっていこうと忍耐した。店の経営は苦しく、C子さんは、幼い息子を保育所に預けて、一日中働いた。しかし、C子さんの苦労は報われるどころか、夫は反省の色もなく同じことを繰り返したうえに、遊びのために、C子さんが生活費のためにとっておいたお金にまで手を付けたのである。

生来明るい性格だったC子さんも、次第に別人のように塞《ふさ》ぎこむようになった。子どもの世話をすることもできず、仕方なく両親に子どもを預かってもらった。うつ状態になっていたと思われるが、医療機関にかかることはなかった。結局、C子さんは、離婚を決意することで元気を回復し、その後、再び働きに出られるようになった。子どもを引き取って、二人で暮らし始めたのである。つつましいながらも平穏な日々を取り戻したと思った。息子が不自由なく暮らせるように、C子さんは、早朝に乳酸菌飲料の配達をしてから、昼間の仕事に出勤するという生活をした。暮らしは大変だったが、子どものために必死だった。その生活を数年続けた。

このままの暮らしが続くかと思われたころ、思いもかけないことが起きた。小学四年生になった息子が学校に行くのを嫌がるようになったのだ。C子さんは、息子が再び学校に行けるように、さまざまな手を試みた。しかし、C子さんがあがけばあがくほど、事態は悪化していった。学校に行けない息子をC子さんは受け入れることができなかった。一体、何のために、朝から晩まで働いてきたのだろう。自分のすべての苦労が無意味に思え始めたのである。C子さんは、うつを再発し、仕事も休みがちになった。蓄えなどなかったから、たちまち生活費にも事欠き始めた。C子さんは、息子を殺して自分も死ぬことさえ考えるようになっていた。学校の訪問スタッフが、母親の様子がおかしいことに気づいて、医療機関への受診を勧め、民生委員に連絡していなかったら、取り返しのつかない事態を招いていたかもしれない。

夫婦関係を損なうことで、子どもにさらに影響が

シック・マザーの影響は、子どもにだけ及ぶのではない。夫やパートナーにも及び、しばしば、夫婦関係やパートナーとの関係を危機に陥らせる。妻のうつ病によって、夫との不和や家庭内葛藤が生じやすくなり、夫自身がうつ病になるケースもある。特に妻が産後うつになると、その危険が高まるとされる（Burke, 2003）。また、うつの女性の家庭では、夫婦間の不一致や葛藤が強まりやすい。そうした事態が、さらに子どもにとってマイナスの影響をもたらしやすい。片方の親がうつである場合よりも、両親がうつであるときには、さらにリスクが高まるのである。

両親の関係が険悪さや冷淡さを帯び、緊迫する影響は、破綻そのもの以上に、子どもに有害である。母親と父親（義父や同居人も含めて）がいがみ合ったり、母親が暴力を振るわれたり、離婚話でもめている場面を目にすることは、子どもを深く傷つける。家庭内葛藤は、子どものうつなどの精神的な問題にも、非行や攻撃性といった行動上の問題にも、促進要因として作用するが、家庭内葛藤はしばしば母親のうつと密接に関係しており、その両面から、子どもを傷つけることになる。

妻がうつになったとき副次的に起きる状況を、アン・シェフィールドは「うつの死の灰（Depression Fallout）」と呼び、それが結婚生活を蝕《むしば》み、破壊してしまうという。

それは五つの段階を経て進行していく。

最初の「混乱」の段階は、良い妻、信頼している妻の異変に、何が起きているのかわからずに、戸惑い、悲嘆し、訝《いぶか》しがっている段階だ。

次にやってくるのは、「自責」の段階で、自分の落ち度や無理解のために、こんなことになってしまったのではないかと、後悔し、自分を責める。その結果、妻に対して優しくなって献身的に協力したり、罪滅ぼしの行動をとったりする。

だが、いくら優しくしても、いくら献身的に努力しても、妻の病状がなかなか良くならないと、夫の心には、新たな変化が兆し始める。それが、「士気低下」の段階である。反応や成果が乏しいことで、自分のしていることが虚しくなり、熱意が低下していく。妻の訴えに対しても、「またか」という思いとともに、冷淡な反応しか返せなくなる。義務的に支え続けているが、それが次第に苦痛に思え始める。「何をやっても、どうせ不満しか返ってこない。同じことの堂々巡りだ。おれは一体何をしているのだろう」という、徒労感と自己憐憫に、囚われるのだ。

それは、やがて、次の段階である「憤怒」の段階へと進む。妻のすることなすことに、次第に憤りを覚えるようになる。病気ということが、都合の良い口実に思えたり、甘えに思えたりする。どこまでも依存して、こちらを貪り食われているような腹立ちと嫌悪感に苛《さいな》まれる。

こうなると、最終の「脱出願望」の段階に至るのは時間の問題だ。しかし、この段階に至っても、多くの夫は、妻を愛しつづけようと努力し、葛藤する。妻と別れる決心はなかなかつかない。いくつかの段階を、行きつ戻りつすることも普通だ。場合によって、この段階に至ったまま、最後まで夫婦であり続けるケースもあるし、十年以上たってから、離婚に至ることもある。

夫婦関係を破壊する要因

これまで行われた研究（Coyne et al., 2002）によると、配偶者のどちらか一方がうつの夫婦では、夫婦生活の満足度が低くなりやすく、相手の行動を否定的に評価している傾向がみられた。その傾向は、健康な方の配偶者にも、うつの配偶者にも見られた。お互いが相手のことを、敵対的で、支えになってくれず、無関心で、信用が置けないと思いがちであった。

うつなどの病気によって、家事や育児が満足にできなくなることは、夫婦に困難をもたらすが、それだけで、夫婦関係を破綻させることにはつながりにくい。では、うつの場合、いかなる点が、夫婦関係に破壊的な影響を及ぼすのだろうか。その要因の一つは、うつの母親が、子どもに及ぼす影響の場合と似ている。反応が乏しくなり、関心が内向きになってしまうことだ。それによって、夫婦間のコミュニケーションが損なわれてしまう。夫やパートナーが、基本的安心感や信頼感に乏しい人物の場合、妻の反応が乏しいことに対して、自分が蔑《ないがし》ろにされたと感じ、傷ついたり、怒りを感じたりするだろう。

夫がどれだけ安定した人格と共感性を備えているかによって、妻の運命も変わってくる。また、所属する社会の在り方によっても違う。プロテスタント的な個人主義社会では、一方的な献身に人生を費やすことに否という人が多いだろうが、家族を重視する社会では、たとえこちらが与える一方であっても、家族だから当然だと考えるだろう。

もう一つの重要な要因は、夫婦関係の肉体的な絆であるセックスが、喜びに満ちたものから、苦痛や拒否に変わってしまうということにある。うつは、しばしばアンヘドニア（無快感症）を伴い、楽しみである営みにおいても、喜びを感じなくなってしまう。うつの女性は、性行為に消極的になり、行為に応じても、以前のような喜びの共有ができなくなる。うつということが理解されていない場合には、夫やパートナーは、妻の愛情が冷めてしまったように感じたり、他に相手ができたと邪推することさえある。うつだということが分かっている場合でさえも、長年にわたって自分の欲求が満たされない状況に、夫は不満を抱えやすく、他に女性を作る方向に走ってしまうこともある。

男性の中には、病気になった妻に性的関心を失い、夫の方から関係をもとうとしなくなる場合もある。双極性障害を患ったある女性は、すっかり回復して安定していたが、夫が一度も関係を求めてこないことを怪訝に思い、思い切って尋ねてみた。すると、夫は、「お前を女だとは思っていない」と答えたという。夫は、半ば冗談のつもりだったかもしれないが、半ば本音だったのかもしれない。その後、二人は離婚した。妻の方の背信行為が原因だった。

うつに伴う運動不足や抗うつ薬の影響による過食、肥満も、肉体的魅力を低下させ、夫婦の絆にマイナスの影響を与え得る。睡眠薬の影響で鼾などがひどいと、別の部屋で眠るようになることもある。

性的な問題は表面には出てきにくいが、潜在する不満として重要で、夫婦関係にとって、しばしば脅威となる問題である。

昔から、「似た者夫婦」というが、そのことは、うつの母親にも当てはまることが知られている。これまで行われたいくつかの研究（Downey & Coyne, 1990 etc）が明らかにしたところでは、うつの女性の半分以上が、結婚前から何らかの精神障害を抱えた男性と結婚しているとされ、うつの妻の二五パーセントが、うつの病歴のある男性を夫にもつという。また、うつの女性の半分以上が、夫からＤＶを受けており、約二割が、アルコールや薬物依存のある夫と結婚しているというデータもある。

その背景には、同じような心の傷と苦しみを抱えている者同士が、惹かれあい、結ばれるということがあるだろう。幼い頃の体験を共有する部分や性格的な共通点から、互いの気持ちを深く理解しあえるという思いになるのだろう。しかし、現実には、まさにこの共通の背景が、災いしてしまう部分も大きいのだ。それは、遺伝負因や気質が共通すること、不安定型の愛着スタイルや不安定なパーソナリティを、どちらもが抱えていること、実家からの助力が得られにくいことなどに由来する。遺伝負因が共通することは、二人の間にできる子どもにも、不利な傾向を伝えやすくなってしまう。またうつになりやすい気質や不安定型の愛着スタイル、不安定なパーソナリティを共有することは、子どもとのかかわりにおいて、互いの欠点を補いにくくなるばかりか、どちらかが不安定になったときに、巻き添えを食って共倒れになりやすい。

弱体化する母親を支える基盤

夫婦関係や親子関係の問題は、それだけを見ていると、そこにこそ問題があるように思えるが、もっと視野を広げていくと、実はそうしたゆがみを引き起こしている真の要因は、もっと別のところにあるということに気づかされる。

なぜ、夫婦は互いに思いやりをもつ余裕をなくしたのか。なぜ、母親はもっと余裕をもって子どもにかかわることができなくなったのか。シック・マザーの問題の背景には、個人の事情を超えた社会的要因もかかわっていることは疑いない。

経済成長は、子どもに豊かな子ども時代を与えるのに役立っただろうか。ある時期まで、経済的な豊かさと、子どもの精神的な豊かさは、正の相関を示していたのかもしれない。ところが、ある段階から、その相関関係は崩れてしまった。その一因として、経済成長がもたらした社会の解体が、プラスの影響をすっかり差し引いてしまったということが挙げられるだろう。

経済成長は、心情的な共同体であるゲマインシャフトを解体し、合理的な利益によって結合したゲゼルシャフトに置換していくことを指摘したのは、社会学者のマックス・ウェーバー（Max Weber, 1864-1920）であった。まさに戦後の日本に起きたことは、第一次産業と父系的な大家族に基盤を置く共同体型社会から、第二次、第三次産業と母系的な核家族に基盤を置く個人主義社会へと急速に変貌を遂げたことである。今では農村においてさえ、三世代同居の大家族が占める割合は、四分の一程度まで減少している。

地域的な協同作業が不可欠であった農林水産業従事者と、地域は「住み処」に過ぎない第二次、第三次産業従事者との間には、自然に断裂が生じ、その裂け目によって、共同体は有名無実化されていった。家族の在り方も、産業化と無縁ではなかった。農村から都市の工業地帯へと流出した若い働き手は、やがて核家族の家庭をもち、大規模な工場やオフィスビル、商業施設へと通勤することがライフスタイルの主流となる中で、育児は母親一人の手に委ねられた。しかし、その母親も仕事をもつようになり、さらに、シングルマザーも増えてくると、ますます母親にかかる負担は重くなったのである。産業化とそれに伴う地域社会の解体や核家族化、個人主義と家族制度のさらなる解体という社会の細分化過程は今日も続いている。それは母親の過重なストレスや孤立を招き、うつなどの精神疾患や虐待、ネグレクトを引き起こす一因ともなっている。

シック・マザーの問題が急増する背景には、社会の解体という深刻な現実がある。

この問題については、これまでさまざまな形で論じてきたので、本稿ではこれ以上立ち入らないが、関心がある方は、拙著『自己愛型社会』『人格障害の時代』（いずれも平凡社新書）などを参照していただけたらと思う。

第七章　シック・マザーがかかえる疾患、障害

背景因による分類

シック・マザーは、さまざまな原因疾患をもち、その背景も多様だが、同時に、大きな共通項をもついくつかのグループに分けて考えることができる。

第一のグループは、子育て自体のストレスが負担になって、あるいは引き金となって、うつ状態などを引きおこしているケースである。産後うつ病や育児うつが代表的なものである。

第二のグループは、結婚生活や家族関係に深刻な問題を抱え、それがうつや不安定の要因となっているケースである。

第三のグループは、何らかの慢性的な精神疾患や身体疾患を抱え、それが、悪化と小康を繰り返すケースである。

第四のグループは、未熟なパーソナリティや過敏な性格が背景にあって、母親自身、社会不適応を起こしたり、子どもに依存的、支配的にふるまったりするケースである。

これらの四つの背景は、しばしば重なり合い、四つとも認められるという場合も少なくない。要因が重なるほど、子どもへの悪影響も大きくなりやすい。逆に、少ないほど、回復に有利になる。

これらの背景因を整理し、一つ一つの原因に対処していく必要がある。第一、第二のグループでは、原因がある程度はっきりしており、早期に適切な対処を行い、負担や不安を軽減することが、順調な回復につながる。原因となっている問題を取り除くか緩和するとともに、うつや不安、不眠を伴っている場合には、それに対する治療を行う。一過性のものに見えても、病気の性質によっては、慢性化しやすいものもある。その場合も、根気よく治療を続けることで、安定した状態に至るケースが大部分である。

第三のグループでは、病気と上手に付き合うという姿勢が大事である。ともすると家庭の空気が暗くなりがちで、それが子どもにとっては有害に作用する。できるだけ楽観的に、明るく暮らすことを心掛けた方が、病気の回復にとってもプラスに働く。

第四のグループにとって、子育ては、絶好の成長の機会と捉えるとよいだろう。「必要は発明の母なり」で、子育てという必要によって、どんなに対人関係が苦手な人も、人を世話したり指導したりした経験があまりない人でも、ほかの親とかかわったりしながら、子どもを世話し導く中で成長を遂げていく。うまくいかないことが起きて当たり前である。それも訓練であり修行なのだと思えばいい。そうした訓練の貴重な機会を与えてもらっているのだと思えばいい。親が成長することは、子どものためにもプラスである。子どものために奮闘している親の心意気を、子どもは感じ取るはずである。

疾患や障害が起きている場合には、適切な診断と治療が重要なことは言うまでもない。あれほど苦しんでいたことが、わずかの薬を飲むことで、すっかり軽減してしまうということも多いのである。自分の力でもがいてばかりいるよりも、助けを求めることも問題解決には重要なのである。

この章では、シック・マザーに見られやすい主な疾患について、特徴などを整理したい。

1　シック・マザーとうつ状態

母親のうつ病

これまでの記述と重なる部分もあるが、母親のうつはとても重要なので、改めて整理しておこう。

うつ病は頻度の高い疾患であり、ことに女性、中でも産後期の女性がかかりやすい。一般には誤解されているが、繰り返しやすい反復性の疾患であり、慢性的な経過をたどることも多い。

　気分が沈み、意欲が低下するだけでなく、考え方や受け止め方も、悲観的で後ろ向きなものとなりやすい。活動性は低下し、本来なら簡単にできていたようなことさえ、行うことが困難になり、著しい苦痛を伴うようになる。体がだるく、疲れやすく、顔つきも表情が乏しく、反応も鈍くなる。本来なら喜びとなることにも、関心が湧かず、喜びとして感じられない。

　既に述べたように、母親のうつは、子どもが必要としているものを注意深く、素早く感じとり、常に一貫して、熱心に応えていくという親としての能力を低下させてしまう。子どもは、本来なら受けられる世話を受けられなくなるだけでなく、子どもに向けられる関心や愛情表現も乏しくなりがちだ。子どもは、健全な発達のために、母親からの愛情のこもった関心や反応を必要としている。それが十分に与えられないと、愛着形成や認知的発達に支障がでるばかりか、自己肯定感や健全な自己愛の発達が損なわれやすくなる。

　母親は、保護してくれる存在であると同時に、手本として学ぶ対象でもある。母親がうつ状態のために臥床《がしょう》がちで、家事もできず、ふさぎ込んでいる姿を見せられることは、子どもにとって、行動モデルを取り込み、健全な行動パターンを学習する上でもマイナスである。

他の家族が、母親の状態を理解して接していれば、その弊害は小さくなるが、逆に、理解もなく、母親があたかも怠けているような受け止め方をしたり、厄介者扱いするような否定的な態度を取ったりすると、子どもは母親の状態をネガティブに受け止め、母親に対して本来育まれる尊敬や愛情を育むことができず、健全な母親像、女性像を獲得することができない。

さらにもう一つ危惧すべき影響は、母親が抱きやすい悲観的でネガティブな人生に対する態度や受け止め方を、知らずしらず採り入れてしまうことである。母親の否定的な見方に縛られると、人生を実際以上に困難なもの、苦しみにばかり満ちたものと見なす過度な悲観主義に囚われ、本来の喜びに満ちた人生を味わうことに諦めや罪悪感を抱いてしまうこともある。

それを防ぐためには、母親の悲観的な見方に子どもを巻き込まないように用心する必要があるが、実際のところ、病状が悪化した状態では、そうした冷静さや心のゆとりを保つことは困難になる。したがって、きちんと治療を受けて、良好な状態でいることが何よりも重要になる。周囲の家族や関係者も、母親の悲観的な考えが、うつという病気の結果であり、それは現実とは違っていることを話して聞かせ、母親の考え方に取り込まれないような配慮が必要である。

産後うつに特徴的な症状

産後うつの症状は、一般のうつと多くの点では共通している。ポジティブな感情や思考が減り、ネガティブなものばかりが増えるという点や、意欲や活動性が低下し、日常の些細なことをするのにも、非常に努力が必要になるという点である。

しかし、典型的なうつ病とは異なる、産後うつ病に特徴的な症状がある。それを理解しておくことは、周囲が病気に気づいたり患者を支えるのに役に立つ。

ひとつは、睡眠障害のパターンである。うつ病では、一般に早朝覚醒して、それから眠れないタイプと、朝起きられずに長時間眠ってしまうタイプがあるが、産後うつ病に典型的なパターンは、夜は不眠になり、日中は体がだるくて起きられないというものである。

もう一つの特徴は、非常にイライラしやすくなり、つまらないことで諍《いさか》いやトラブルになりやすいということである。理屈っぽくなったり、喧嘩っ早くなったり、手が出たりすることも珍しくない。時には、暴力的な怒りが爆発して、物を投げたり、見境のない行動に出ることもある。それを「性格」の問題などと誤解すると、余計に本人を追い詰めることになる。産後うつによるものではないかと疑い、負担を減らすとともに、本人に優しく接し、刺激しないようにする必要がある。産後は、周囲も寝不足などで疲れており、そうしたことから、諍いや衝突が起きやすくなる。

過剰な不安や心配も、よくみられる症状の一つである。どんなことも心配の種になるが、ことに特徴的なのは、赤ん坊を傷つけたり、ケガをさせたりしないか、過度に敏感になることである。手元が狂って、赤ん坊を床に落としてしまいはしないか、間違って窒息させはしまいか、と、可能性の低いことばかり考える。心配や不安は、夫の身の上や経済上のことなどにも及び、夫が裏切っている、みんなで自分を貶めようとしていると思い込み、妄想的になることもある。

産後うつでは、時に激しい行動化を伴うことがある。普段穏やかな性格の人でも、想像できない事態が出来《しゅったい》する。ときには、幼い乳児が巻き添えになり重大な結果を招く危険があるため、とりわけ慎重な配慮が必要である。

双極性障害がひそむことも多い

もう一つ重要な点は、産後うつ病には、しばしば双極性障害がひそんでいることである。うつがようやくよくなって、元気になったと思っていると、そのうち度が過ぎてきて、躁になることがある。よくしゃべったり、朝早くから動きまわったり、電話の回数が増えたりしているうちに、イライラして怒りっぽくなり、トラブルが頻発し始める。子どもを放り出したまま、出歩いたり、家に帰ってこなくなったりすることもある。

躁とうつが入り混じった混合状態も、しばしばみられる。混合状態では、朗らかにしているかと思うと、急に泣き出したり、上機嫌にニコニコしていたかと思うと、不機嫌に怒りだしたり、イライラを爆発させる。

産後うつ病に特徴的な症状として先に述べた点も、実は双極性障害の特徴でもある。三十代までのうつには、双極性障害が多いということを念頭に置く必要がある。

産後うつでの抗うつ薬の服用は、躁転を引き起こしたり、双極性障害を悪化させる危険があるので、慎重に行う必要がある。双極性の可能性が高い場合には、抗うつ薬よりも、非定型精神病薬や気分安定化薬が選択される。

多くの安定剤や抗うつ薬は、母乳に移行するため、母乳栄養をとるか、薬物療法による安定化をとるかという二者択一を迫られることになるが、母親の安定を優先した方が、母子双方にメリットが大きい。比較的症状が軽い場合は、漢方薬などの代替療法や心理療法で対処できる場合もあるが、その場合も、専門医の診断が不可欠で、素人判断は禁物である。

産後うつに対する有効な対策として、リラクゼーション・エクササイズやマッサージ療法が知られている。日本でも、ベビーマッサージが普及してきているが、これは母親にとっても乳児にとっても、抑うつの予防や改善に効果がある。

産後には、双極性障害以外にも、統合失調症や失調感情障害などの精神病性障害が始まることがある。最初のうちは、見分けがつかないことも少なくない。幻覚や妄想、奇妙な行動などがみられる場合には、その可能性も考える必要がある。産後に発症する精神病性障害では、近所の人が悪口を言っているといった通常よくみられる症状以外に、おなかの中にまだ子どもが残っているといった、子どもにまつわる妄想や身体的な幻覚をともなうことがある。

産後うつのリスク要因

産後うつ病のリスクファクター（Beck, 2006）としては、うつの既往歴、高いストレスレベル、高い不安、乏しい社会的支えが報告されている。

母親側の要因として、母親自身が、うつになりやすい遺伝的気質をもっていることや、不安定な愛着様式を引きずっていることが挙げられる。うつになりやすい気質としては、潔癖、完璧主義、柔軟性の乏しさ、義務感の強さなどの強迫性、強い不安傾向などであるが、近年では、そうした典型的なタイプとは別に、ストレス耐性の低い、未熟なパーソナリティのケースが増えている。

産後うつ病の危険因子を調べた別の研究（Akman et al., 2007）では、母親の就労状況や予期せぬ妊娠かどうかには関連は認められず、関連を認めたのは、ベースにあるパーソナリティ障害であったという。回避性、依存性、強迫性のパーソナリティ障害は、産後うつ病の危険因子として指摘された。

社会的支えにもかかわるが、環境的な要因として、実家が遠いなど、母親らの協力が得られにくい事情、夫の非協力、子どもの泣き声などを気にしなければならない住環境も関係する。

もう一つ重要なのは、それ以外のストレス要因やライフイベントが重なった場合である。その最たるものは、身内の死や急病である。それ以外にも、経済問題の発生、転居、夫の転職など、直接、間接にストレスが高まったり、環境の変化を強いられたりした場合も、引き金になりやすい。

Uさんが第二子を出産したのは、二十九歳の時である。上の娘のときとは違って、二度目の出産は最初から波乱含みだった。出産を控え、実家に戻っていたある日、父親が突然倒れたのだ。出産したのは、その数日後。母親は父親の付き添いとUさんの出産、両方を掛け持ちするという状況だった。そして、出産から一か月も経たずに、父親が亡くなった。Uさんは産褥《さんじょく》にあったため、父親の見舞いにも一度しか行くことができず、多くの悔いが残った。

葬儀、法要が続いて、子どものこともおろそかになりがちだった。それでも、実家にいる間は、母親や兄弟もいて気がまぎれ、手助けも得られたが、夫のもとに帰ると、そうはいかなくなった。夫は仕事に忙しく、あまり協力的ではなかった。二歳の上の娘にも手がかかるうえに、赤ん坊の世話も一人でしなければならない。気がつくと、ぼんやりしていたり、めそめそと泣いて過ごすことが多くなった。夫の前では、そういう顔も見せないようにしていたので、夫は妻の異変にはまったく気づいていなかった。

ホルモン環境が不安定で、生理的にうつになりやすい出産後の時期は、ストレスに対して敏感な臨界期であり、通常の状態であれば耐えられたかもしれないストレスであっても、うつ状態などの反応を引き起こしやすい。

明らかにうつがある場合でも、本人も周囲も気づいておらず、子どもに異変が起きて、そちらの方が先に問題として浮上するという場合もある。次のケースは、そうした典型例である。

小児科医のもとに、十か月の男児を連れた母親が相談にやってきた。上の子と比べて、発達が遅れている気がするというのだ。あまり笑わないし、しゃべらないし、元気もない。母親は、わが子に何か異常があるのではないかと心配していた。

小児科医が診察してみると、子どもは腕を胸のところでぎゅっと縮めて、小さく固まっている。笑いかけても反応せず、表情がない。小児科医は、もう一度母親の方を観察した。母親はため息を吐き、うつむきがちで、子どもにかまうこともほとんどない。

小児科医は、母親に最近身辺に変わったことはなかったかと尋ねた。すると母親は、はっとしたように、一家を襲った悲しい出来事を打ち明けた。七か月前に、夫が突然亡くなったというのだ。悲嘆にくれた母親は、明らかにうつになっていた。それでも、必要最低限度のことはこなしていたが、子どもと遊んだり、話しかけたりすることはあまりなかった。子どもは、放っておかれがちになっていた。

小児科医は、母親自身がうつの治療を受けることと、近所の年長の子どもに、いくらかお礼をして、毎日何時間か、子どもの相手をして遊んでもらったらどうかと提案した。何か月かして、再び母親が現れたが、すっかり元気になっていて、息子もよくおしゃべりして明るくなったと、喜びの報告にやってきたのだ。

注目が集まる妊娠うつ病とその影響

母親のうつとしては、産後のうつが昔からよく知られてきた。それに対して、妊娠中は、母親の精神状態は比較的安定しているとされてきた。ところが、近年、妊娠中にうつ状態を呈する女性が少なくないことが明らかとなって注目されている。いくつかの研究（Benute et al., 2010 etc）によると、妊娠中の女性の七割が、何らかのうつ症状を経験し、九～一三パーセントが、重いうつである大うつ病と診断されるという。

妊娠うつになりやすい危険因子として、計画外の妊娠が挙げられている。妊娠中に大うつ病を呈した八割のケースが、計画外の妊娠であった。妊娠の五～六割が、計画外のものであることを考えると、どの女性も、そうしたリスクにさらされやすいと言えるだろう。

妊娠中にうつを認めた女性では、出産後にもうつを始めとする精神的な問題が生じやすいとされ、周囲の支えが重要になるだろう。また、妊娠うつの女性では、喫煙や飲酒をする危険が高まるとされ、それが胎児に悪影響を与えることも懸念される。

妊娠中のうつは男の子に影響しやすい

妊娠中のうつは、子育てに直接影響しないこともあって、子どもには影響が少ないとみられていたが、近年の研究（Gerardin, 2011）で、胎児への影響が認められることがわかってきた。興味深いことに、女児よりも男児に悪影響が出やすいのである。うつ状態があると、下垂体－副腎皮質系の過剰活動が起き、コーチゾルなどのストレスホルモンの分泌が亢進《こうしん》する結果、胎盤の機能や維持に影響し、低体重や早産の原因になるとの研究もある。

妊娠うつを認めた三十四人の女性と、うつ状態を認めなかった七十九人の健常対照群で、その子どもの発達を、新生児期と生後一年の段階で調べて比較すると、妊娠うつの母親の子どもでは、ことに男児において、新生児期の運動機能が低く、過剰に泣く、イライラしやすいなどの傾向がみられ、一歳の時点で、不安が強い傾向や、衝動性や睡眠の問題が多く認められた。

妊娠中にうつ状態があった女性では、母児の愛着形成に悪影響がみられ、不安定型や無秩序型の愛着スタイルを示す傾向が報告されている。癇癪など、情緒のコントロールが悪く、認知的、行動的、社会的発達の遅れや注意欠如／多動性障害（ADHD）の頻度が高まるとされる。十四、五歳の時点においても、IQが低い傾向や、衝動性が高い傾向を認めたという。

一過性のうつと慢性のうつ

同じうつでも、一過性で短期間に改善するものと、長年にわたって反復しやすいものがある。もっとも頻度が高いのは、出産後数日以内に始まる軽度のうつ状態で、マタニティーブルーズと呼ばれ、通常は十日から二週間、長くても一か月以内に回復する。一か月以上にわたって持続するものは、産後うつ病として扱われ、長い経過を取りやすい。それ以外にも、ストレスが高まった状況で一過性のうつ状態がみられるものは、適応障害と呼ばれるが、ストレス状況が改善されない場合には、慢性うつ病に移行することも多い。

慢性の経過をとるうつ病には、大きく四つのタイプがある。

①ふだんは律儀で、潔癖で、何事も手抜きなしにやる性格の人が、ときどき深いうつを繰り返すタイプで、反復性大うつ病と呼ばれる。

②人並み以上に活動的で、明るくエネルギーに満ちた人が、高揚期と深いうつを繰り返すタイプで、双極性障害と呼ばれる。

③もともと性格的に、悲観的になりやすく、いつも不満や不調を感じていることが多いタイプで、気分変調症（ディスチミア）と呼ばれる。

④ストレス状況ではうつ症状が強まるが、ストレスがない状況や楽しいことをしているときには、まったく元気なタイプで、最近、新型うつ病や非定型うつ病として注目されているタイプである。ストレス耐性の低さや自己愛性や回避性などのパーソナリティ障害の傾向もみられる。

このうち、気分変調症や新型うつ病では、性格的な要素も強いと言える。気分変調症では、悲観的な認知が強く、十年、二十年にわたって持続するため、子どもに対する影響も大きい。子どもも、悲観的な認知を受け継ぎやすく、うつなどにかかる危険も高い。

大うつ病に比べて、一般に軽症と考えられている気分変調症だが、赤ん坊への影響は、むしろ大きいことがわかってきた。気分変調症の方が、低体重児や早産のリスクが高いだけでなく、生後も、大うつ病の母親よりも笑いかけたり触れたりすることが少なく、子どももあまり笑わず、苦悶する行動を多く見せるなど、反応性の乏しさやうつ傾向が認められたのである（Field et al., 2009）。

新型うつ病では、仕事と子育ての両方をこなさなければならないという場合に問題になるが、負担を減らすことや環境面の調整で、大部分は改善する。逆に言うと、その部分に手当てをせずに、いくら治療を試みても効果が乏しいことが多い。

反復性大うつ病や双極性障害では、気分変調症や新型うつ病に比べて、症状は重く、入院が必要な場合も少なくない。しかし、軽快した時期（挿間期と呼ばれる）が十分長く維持され、その間は、よく子どもと関わり、母親として役割を果たせている場合には、不調の時期がちょうど臨界期と重ならない限りは、比較的影響が少ない。

2　双極性障害

母親の双極性障害（躁うつ病）

双極性障害は、うつ病に比べて、頻度が少ないものと考えられていたが、軽い躁とうつを繰り返す双極性Ⅱ型障害が発見されて以降、その状況は大きく変わった。最近では、これまでうつ病と思われていたものの半数程度が、実は双極性障害であるということがわかってきた。

双極性障害には、激しい躁状態を示す双極性I型障害と軽躁とうつを繰り返すII型障害があるが、II型障害は女性に多く、子育て中の女性にもしばしばみられる。軽躁は、明らかな躁と違って、異常とは気づかず、もともとの性格だと思われることも多い。

少し金遣いが荒くなる、対人関係や異性関係が活発になる、外出が増える、睡眠時間が減る、声が大きくなる、自信や意欲が高まる、自己主張が強くなる、短気で怒りっぽくなる、といったことが特徴であり、必ずしも害になることばかりではない。ただ、一つ間違えると、借金や無謀な投資による金銭問題、対人トラブル、不倫や性的放縦に至ることも稀でなく、後々の処理に困り、後悔する事態を招くことも多い。

その一方で、双極性障害の人は、概してエネルギッシュで邪気がなく、気さくで魅力的な人が多い。病状さえコントロールされていれば、家庭でも社会でも、活躍できる。

双極性障害では、単極性のうつよりも症状がしばしば激しいにもかかわらず、子どもへの影響が比較的小さいことが知られている。その最大の要因は、双極性障害の母親の方が、元気で活発な時期が多いためだと考えられる。ただ、変動のサイクルが短く、気分が不安定で、起伏が激しいケースでは、不安定型愛着を生じやすいなど、弊害も起きやすくなる。双極性障害は、多くのケースでは適切な服薬により、気分の安定化と再発の予防が可能で、治療をしっかり継続し、悪い状態を子どもに見せないことが何よりも肝心である。

Tさんの母親が躁うつ病を発症したのは、産後のうつ状態からであった。母親は二、三年おきに、うつや躁を反復するようになり、躁状態のために入院したこともある。母親の病名は、双極性障害Ⅰ型で、躁とうつを反復する典型的な躁うつ病であった。最初の入院は、Tさんが小学生のときであった。Tさんは、次第に母親の病気に対して距離を置いた態度をとることで、自分を保つようになった。Tさんは、身の回りのことも早くから自分でやり、手のかからない子どもであった。

長身でイケメンのTさんだが、自分に自信がないところがあり、否定的なことを言われると、すぐ意気消沈してしまい、それをはねのけることができなかった。大学在学中に、車の免許を取得したが、その頃から幻聴が聞こえ始め、二か月ほどして精神運動興奮状態となって、緊急入院した。診断は、統合失調症だった。幸い経過は良く、薬物療法により回復したが、一年後、服薬中断から再発した。

Tさんは、その後服薬を続けるようになって落ち着いていったが、母親は息子の病状をひどく心配して過干渉になりがちであった。そのうち、母親の方が不眠から躁状態になり、入院した。しかし、入院によって、母親とTさんが距離をとれたことは、むしろ良い結果をもたらし、それ以降、母親もあまりTさんに口出しせず、そっと見守るようになった。

その後、Tさんも母親も安定し、Tさんは何か所か仕事を変わった後、現在の仕事を続けている。小さな事業所だが、家庭的な雰囲気が合ったようだった。母親もパートに出ていて、息子のことばかりにかまけることがなくなっている。

親と子の両方が、精神疾患を患うというケースも少なくないが、治療の軌道に乗れば、良好な経過をたどることも多い。躁うつ病でなくても、躁うつ気質（循環気質とも）の人では、親密な関係への欲求が強く、過干渉になりやすい傾向がみられ、一方、統合失調症や統合失調気質の人では、べたべたした関係を嫌うので、その点ですれ違いが生じやすい。その点をお互いに気をつければ、しだいに良い関係になっていく。

親が精神疾患を抱えていても、治療が継続されているケースでは、病気についての理解がむしろしっかりしており、自分の体験と相まって、通常のケースよりも良好な対応を示すケースもある。ウィニコットも、自分自身、統合失調症である父親が、十代の息子が急性精神病性障害を呈した時に、その症状に対して、理解のある寛大な態度をとったケースについて述べている。親が健康そのもので、元気すぎる場合、逆に子どもの精神疾患に対して、まったく理解ができないことが多いのとは対照的である。したがって、親子が病を共有することは、決して不利な点ばかりではない。病気を否認したり、否定的にみなしたりするのではなく、病気を受け入れて、きちんと対処していけばよいのだという、冷静で前向きな受け止め方をもてるようになることが重要だと言える。

他の家族、たとえば、父親が病気の母親を否定的に扱い、困り者とみなしていると、子どもも病気を受け入れることが困難になりやすいが、幸いTさんの場合、父親は、妻の病気を受け入れ、息子の病気が始まったときも、感情的に非難するようなことはなかった。

3　境界性パーソナリティ障害

増加する境界性パーソナリティ障害

境界性パーソナリティ障害は、気分や対人関係の両極端な変動、強い自己否定感や自傷・自殺企図を繰り返すことを特徴とするタイプのパーソナリティ障害である。近年増加が目立ち、若い女性に多いことから、シック・マザーの重要な背景疾患となっている。

非常に傷つきやすく、気分が些細なことで沈んだり、信頼関係を維持するのが難しい。そのため、周囲の人や家族は、本人の気分や態度の変動に振り回されることが多くなる。子どもも例外ではない。母親の気分が、すべての「基準」になりやすい。その基準自体が、大きく、ときには正反対に変動するため、子どもは、非常に不安定で、予測のつかない自然の猛威にさらされているような、無力感、無防備感を味わいやすい。

とても不条理に、それは方向を変える。いつ何時嵐がやってくるか、ただ見守るしかなく、母親の顔色や気分の変化に一喜一憂しながら、薄氷を踏むように過ごすのである。この状況をさらに深刻にするのは、自殺企図や自傷行為が繰り返されやすいことである。手首を切って血を流している母親を見た子どもは、強い衝撃を受け、深く傷つく。自分が悪いことをしたから、母を傷つけてしまったのだと、自分自身を責め、罪悪感を抱くことも少なくない。

母親が自殺企図に及んだり、それを繰り返す場合、その影響はもっと深刻になる。

ある少年は、母親が目の前で、首を吊ろうとしたり、電車に飛び込もうとしたりしたときのことを語ったが、最初、その言葉は、まるで他人事のように無感情なものであった。しかし、話しているうちに、次第にその頃の感情が蘇ってきて、次のように語った。「母親はいつか死んでしまうのだと思っていた。今にも死んでしまいはしないか、いつも恐れていた」と。

うつ状態の二十代の男性Uさんのケース。Uさんの母親は、彼が小さい頃から、数え切れないほど自殺企図を繰り返してきた。しばしば起きたのは、ベランダから飛び降りようとすることだった。Uさんは、それを義理の父親と一緒に必死になって止めた。泣きながらやめさせようとしたという。しかし、そんなことが何年にもわたって繰り返されるうちに、Uさんの中では、母親に対する苛立ちや憎しみの方が強くなってきた。「早く死んでくれ」とさえ言い、母親が死ぬと騒いでも、「勝手に死ねばいい」と、取り合わなくなった。あるとき、母親は本当にベランダから飛び降り、何か所もの骨を折る大けがをした。義父は甲斐甲斐しく看病をしたが、Uさんは見舞いにも行かなかった。やがて母親は一見元気になって退院、元通りに暮らし始めた。義父は母親の無理難題にも、機嫌を損じないように応じていたが、Uさんは、その様子を冷ややかに見ていた。ある日、Uさんのケータイに、電話が入った。すぐに帰って来て、という母親からの電話だった。Uさんは、拒否すると電話を切った。その日は運悪く、義父は出張に出ていた。何度も電話が鳴ったが、Uさんは出なかった。二時間後、Uさんが帰宅すると、母親は首を吊って死んでいた。

Uさんは、母親に対する否定的な感情とともに、自分を責める気持ちを引きずり、それがうつ状態の根底にあった。誰よりも被害者だったのは、Uさんだと言えるかもしれない。

その影響と背景

境界性パーソナリティ障害の母親は、乳児期の子どもに対する感受性が乏しい傾向が報告されている。子どもは、一歳の段階で、無秩序型の愛着を示しやすい。

境界性パーソナリティ障害の親は、未解決な問題や囚われに苦しんでいるが、それはしばしば、自身の親と関係したものである。母親自身が、自分の母親という困難を抱えている。その母親がシック・マザーであったという世代間連鎖が認められるケースも多い。七割のケースで、どちらかの親に、うつ病やパーソナリティ障害、依存症、摂食障害などの精神的な障害を認める。親自身が自分の問題で苦しみ、それは子どもに十分な関心と愛情を注ぐことを妨げたと考えられる。親も不安定型の愛着スタイルを示すことが多く、それによって生じた愛着の問題と相まって、親との関係がぎくしゃくしやすい要因となっているケースも多い。

三人の子どもがいる三十代半ばの母親のケース。夫とは数年前に離婚。母親は、十代頃から気分の起伏があり、不安定で、リストカットや薬物乱用歴がある。夫と別れて後も、数人の男性と入れ替わり関係があり、誰か支えになる男性がいないと不安定になる。三人は、母親が不安定になってリストカットしたり、薬物やアルコールでろれつが回らない姿を見ながら育ってきた。

中学三年の息子は、怒りの塊であり、キレやすく、誰かれなく暴力をふるって学校で問題になっている。二番目の中一の娘は、対人関係での悩みが多く、最近リストカットをしたり母親の薬を乱用したりするようになった。母親の男性関係に対して激しい嫌悪感を抱き、母親に対して、うわべでは合わせて友達のように振る舞っているが、内心には批判的な気持ちが強まっている。学校でも、いい子であり、課題なども必ず提出する。一番下の小四の娘は、控えめで、他人によく気を遣ういい子であり、母親がほったらかしにしているにもかかわらず、宿題なども忘れずにしている。三人とも、学力は低く、自己評価も低い。

親との関係でつまずいた境界性パーソナリティ障害の人にとって、自分が親になることは、成長のチャンスであると同時に大きな試練でもある。親との未解決の問題が、子どもとの関係に再現されることになる。自分自身を愛せないゆえに、自分に似たものを感じて、子どもを拒否してしまうこともある。

境界性パーソナリティ障害の母親をもつ子ども（四〜七歳）に、人形を用いてお話を語らせる方法で、母親との関係や自己イメージ、情動コントロールの傾向を分析した研究（Macfie & Swan, 2009）によると、対照群の子どもたちに比べて、語られる話には、以下のような特徴が認められたという。

（a）母親との関係

①親と子の役割の逆転

②見捨てられることへの恐れ

③親との関係に対する否定的な期待

（b）自己イメージ

④歪んだ、恥辱的な自己イメージ

（c）情動コントロール

⑤空想と現実の境界の混乱

⑥話のまとまりの悪さ

⑦外傷的なテーマの侵入

また、①②③で示される、母子関係の歪みは、母親のアイデンティティの混乱や自己を損なう行為と関連していた。④の恥辱的なまでに歪んだ自己イメージは、母親の自己を損なう行為と関連していた。⑤⑥⑦を特徴とする情動コントロールの混乱は、母親のアイデンティティの混乱や対人関係における否定的な態度、自己を損なう行為と関連していた。

子どもの世界が、いかに母親という存在によって影響を受けるかを示す結果であるが、たとえば、「歪んだ、恥辱的な自己イメージ」が、母親が自らを傷つける行為を反映したものであるという示唆には、驚きとともに、深い真実を感じずにはいられない。逆に言えば、自分を大切にして、しっかりと生きていく姿をわが子に見せることが、わが子が自信をもって自分の道を歩んでいくことにつながるのである。

4　アルコール、薬物依存症

母親のアルコール依存症は、虐待やネグレクトの危険を高めることが知られている。母親がアルコール依存症や薬物依存症のケースでは、子どもに対する世話が行き届かず、気分も不安定でイライラしたり衝動的になりやすいため、ネグレクトや虐待が起きやすい。経済的社会的にも恵まれないケースでは、さらに悪影響が出やすいとされる。子どもを母親から離さざるを得ないケースも少なくない。

問題飲酒が認められる母親の四分の三以上に、他の精神障害や薬物依存が認められる。アルコール依存症や薬物依存症の母親では、子どもに対する温かみに欠け、子どもとの情緒的関わりを拒絶する一方で、過干渉で支配的な傾向もみられる。都合の良いところだけ子どもを可愛がり、利用し、アルコールや薬物に溺れているときは無論、自分に余裕がなかったり、禁断症状のためイライラしたりしているときには、子どものことは眼中にないか、邪魔物のように感じる。子どもがいるから、思う存分飲酒したり、薬物を使用したりできないと感じることもある。だが、人の目を盗むように乱用するうちは、まだ救いがあり、理性が残っていると言える。症状が進んでくると、子どもの前で酔いつぶれて無様な姿を見せたり、感情を爆発させたりすることが日常茶飯事となる。中には、子どもの見ているところで、覚醒剤の注射をしたり、それを手伝わせたりする親もいる。

親にアルコール依存症がある場合、その影響は、早期に現れるだけでなく、かなり時間が経ってから現れる場合があることが知られている。アルコール依存症は、ある一時点だけの疾患や問題というにとどまらず、長期にわたって本人や家族の生活に影を落としやすい。加速度的に症状が進んでいく局面と小康状態の時期があり、良くなったと安心していても、問題がぶり返しやすく、悪化と動揺を繰り返すのが特徴である。子どもは、一喜一憂しながら、果てしない転落過程につき合わされることになりがちだ。

アルコール依存症の親をもつ子どもへの精神的な影響を調べた研究（Hussong et al., 2010）によると、現在のアルコール問題は早期に影響するが、子どもが幼い頃の問題飲酒の程度や、悪化を繰り返すなど変動の激しさは、長期的な影響を及ぼしやすい。親がようやく断酒して、依存症から回復したというのに、思春期、青年期に入った子どもの方が、薬物依存、うつや不安障害、ひきこもりなどの問題を抱えるようになるというケースは少なくない。

スウェーデンで行われた大規模なコホート研究（von Borczyskowski et al., 2011）によると、親に問題飲酒がある場合には、将来、子どもの自殺のリスクが一・八倍に高まるが、子どもが養子に出されていた場合には、その影響は認められず、親がアルコール依存症であることは、遺伝的な影響よりも、環境的な影響が大きいことが示された。親が酒に溺れる姿を見せることは、子どもも有害な学習をしてしまいやすいのである。

アルコール依存症は、子どものパーソナリティ形成にも大きく影響を及ぼす。一般にアダルト・チルドレンとして知られるものは、当初、成人となったアルコール依存症者の子どもを意味し、彼らに特有のパーソナリティが認められることが注目された。相手の顔色に敏感で、相手に合わせてしまう傾向や、自分に自信がなく、自己評価が低い傾向などがその特徴とされた。これは先に述べた依存性パーソナリティの特徴にほぼ一致する。

ただ、当時、アルコール依存症の主役は父親であり、横暴な父親に戦々恐々としながらつき合わされているという状況が典型的だった。しかし、近年では、女性のアルコール依存症が増え、母親のアルコール依存症は、父親の場合以上に深刻な影響を及ぼし、依存性パーソナリティからさらに、もっと深刻な境界性パーソナリティ障害といった状態が認められやすくなっている。

胎児期の影響は想像以上に深刻

母親のうつが胎児期から影響することは、すでに述べたが、アルコール依存や薬物依存の場合、その影響は、うつの比ではない。母親のアルコール依存症の子どもへの影響は、ある意味、妊娠中において、もっとも深刻だと言える。

妊娠中の母親が習慣的にアルコールを摂取した場合、胎児の発達に重大な影響が出ることが、以前からよく知られている。症状が重い場合には、発育の遅れや神経系の欠陥、顔面の形成不全による特徴的な顔つき（目が小さい、上唇が薄い、鼻の下の溝がはっきりしない）を呈し、胎児性アルコール症候群と呼ばれる。知的障害や学習障害などの発達障害の原因となり、心臓奇形やてんかんを伴うこともある。

特徴的な顔貌といった症状が認められない場合も多く、一部の症状だけがみられるものも含めて、「胎児性アルコールスペクトラム障害」と呼ぶ。外見的には正常に見えるため見落とされやすいが、認知機能の障害は、一見した印象よりも深刻なケースが多く、ある研究で測定された平均知能は、IQ八五・九と、平均よりかなり低下がみられる。知能以外にも、多動や注意欠如、柔軟性の乏しさ、計画の困難、低い記憶力、学習障害、言語の障害、社会的認知の障害など広範な発達障害の症状が出現し得る。男児の約七割、女児の約三割が注意欠如／多動性障害（ADHD）と診断されたという報告もある（Herman et al., 2008）。それらの障害により社会生活や学業に困難を来しやすく、またストレスにも脆い傾向がみられる。そのため、九割が何らかの精神障害を抱え、反社会的行動や法律違反、性的逸脱行動が見られる割合も高い。約半数が、精神科病院や矯正施設に収容される経験をするとされる。アルコールや薬物依存にも陥りやすい。

胎児性アルコールスペクトラム障害の頻度は、百人に一人にも上るとされ、学習障害のもっとも主要な原因と考えられているが、一般の診療では見落とされやすい。ある研究（Stoler & Holmes, 1999）では、四十例のハイリスク群の母親（アルコール依存症で妊娠中も飲酒が止められない）から生まれた幼児のうち、専門的なトレーニングを積んだ研究者は、十六例が胎児性アルコールスペクトラム障害であると診断したが、一般の小児科医による診察では、一例も気づかれなかったという。七割のケースでは、母親はアルコール依存症であることが周囲によく知られていたにもかかわらず、母親のアルコール摂取量について、まったく注意が払われなかった。

母親だけでなく、周囲や社会が、その危険についてあまり認識していないことも、子どもに被害を及ぼす一因となっている。妊娠中でも、大酒しなければ飲酒してもいいと考えている女性も少なくないし、それを止めるどころか、少し嗜むくらいならいだろうと考える夫も多い。生涯の不幸をもたらす、取り返しのつかないことが起きることを、正確に認識している人が少ない現状にある。

低濃度のアルコールに曝露《ばくろ》されるだけでも、発達途上の神経においては、神経細胞と神経細胞を仲介する介在神経細胞（GABAニューロン）の消失を生じる。GABA介在ニューロンは、神経の興奮を鎮める働きをしており、その数が減少してしまうと脳が興奮しやすくなり、刺激に過剰反応し、感情や行動のコントロールにも支障をきたす。しかも、その影響は生涯続くのである。

近年の報告によると、現時点で母親がどれだけ飲酒しているかだけでなく、子どもが胎内にいたときの飲酒量が、子どものネガティブな感情やうつの症状と関係していた（O'Connor & Paley, 2006）。胎児期に間接的にアルコールを浴びることは、子どもが早期にうつ病にかかるリスクを高めると考えられている。

薬物依存の母親では、母子関係自体が崩壊しやすい

母親に薬物依存があると、その影響は、アルコール依存よりもさらに深刻である。薬物依存の母親ではネグレクトや虐待が起きやすいが、特に注目されるのは、子ども

に対する無反応、無関心の原因となり、母児関係に深刻な影響をきたすことである。

母親の共感性や応答性の低下のため、子どもは極度の愛情や関心不足に陥りやすい。薬物依存の母親とその子どもを対象に、妊娠中から生後六か月までの母親と子どもの相互的なかかわりを観察した研究（Savonlahti et al., 2005）によると、薬物依存の母親では、相互的なかかわりが乏しく、特に授乳中においても、相互性の欠如や感情表現が平板かつ空虚な傾向が目立った。子どもは抑うつ的で、自分の殻にこもり、かかわりを避け、頑固な傾向がみられ、また、ぼんやりして不注意な傾向や、母親の心理状態を気にする傾向が認められたという。生後六か月の段階で、親の気分をうかがう傾向がみられるというのは驚くべきことだが、「三つ子の魂百まで」で、そうした傾向が、他人の顔色に敏感な性格を作り上げていくことは容易に想像できる。

子どもに対する愛情も移ろいやすく、薬物や恋人の前では霞んでしまうことも少なくない。薬物依存の母親とその子どもを新生児期より追跡調査した研究（Nair et al., 1997）では、誕生後一年半の段階で、四三パーセントのケースで、母児関係は崩壊し、子どもは母親とは別に暮らしていた。養育継続が困難になる危険因子として、母親の年齢が若いこと、麻薬性薬物の乱用者であること、子どもが二人以上いること、きょうだいを他人に養育してもらっていること、母親にうつ病の症状がみられることが認められた。

母親が薬物依存のケースでは、一人で子育てしているか、子どもの遺伝的父親とは別の男性と暮らしているケースが多く、母親の養育困難や養育放棄、逮捕などにより、数年の間、子どもが母親と別れて暮らしていたというケースの割合も高い。アメリカのデータでは、離別期間は、平均四年以上に達する。こうしたケースが、日本でも徐々に増えつつある。

親子の対面は、精神科病院だった

覚醒剤で逮捕され医療施設に送られてきたCさん（女性、十八歳）は、激しい自殺念慮を示し、何度も自殺企図を繰り返した。Cさんの母親には覚醒剤乱用歴があり、子どもを産み落とすのを待ちかねたように、生後二十日で置手紙をおいて失踪。Cさんは伯父夫婦が養父母となって育てた。小学校二年のとき、実の親子でないことを知りショックを受ける。養父母に対して気を遣うようになったが、表面は変わらず、勉強も、スポーツも、家の手伝いもよくする優等生だった。小学校五年のとき、見舞いに行って、実母と再会する。実母は、覚醒剤の後遺症で、精神科病院に入院していた。「こんなふうにはなりたくないと思った」という。

中一まで通信簿に五と四しかなかった少女だったが、次第に反抗的な態度が強まり、養父母との間もぎくしゃくする一方だった。中二の夏、ふらっと現れた実母の「ママのところにおいで」という言葉に心を動かされ、家を飛び出した少女は、実母のもとに転がり込む。だが、実母は覚醒剤をまだやめておらず、それどころか、彼氏と一緒に密売にもかかわっていた。数学が得意だったCさんは、取引の帳簿をつける手伝いまでやらされた。しかも、実母の彼氏にレイプされるという被害にも遭った。それを知った実母は、Cさんを慰めるどころか、彼氏を盗られたと思ったのか、Cさんに対して急に冷たくなった。居づらくなった彼女は、実母のもとを飛び出し、それから一気に転落していった。倍も年の違う暴力団関係者と付き合い、自身も覚醒剤に溺れた。十八歳で逮捕されたとき、密売人の彼氏をかばって、その罪もかぶろうとした。

再び安定を回復するにつれて、彼女は実母に捨てられ、養父母に育てられてよかったという思いを、自分に言い聞かせるように何度も語るようになった。そう思うことで初めて、売人の元彼氏や実母が住む世界を否定し、長く引きずっていた未練を脱却することができたのである。

希望的な予後を示すデータも

母親の薬物依存やアルコール依存は、子どもの成長に大きな困難や試練を与えることは間違いない。しかし、その一方で、多くの子どもがそうした試練を乗り越えることができることを示唆する研究結果もある。ニューヨーク市で行われた研究（Leonard et al., 2008）によると、薬物依存やアルコール依存の母親をもつ十四、五歳の子ども百五人について調べたところ、多くのケースにおいてネグレクトや虐待が認められた。実父と暮らすケースはわずかしかなく、母親と離ればなれになって施設や里親のもとで暮らしていた期間が、平均四年以上であった。母親がＨＩＶ感染を合併しているケースも多く含まれていた。

ところが、調査した研究者も驚いたことに、行動上の問題や精神的な問題が認められた割合は、それぞれ一七パーセント、五パーセントにとどまっていた。母親のＨＩＶ感染の有無にかかわらず、問題が認められた子どもの割合は、ほぼ同じであった。今後、年齢がさらに上がるにつれて、晩発性の影響が次第に現れてくる可能性もあるが、少なくとも、この年齢の段階で、子どもには大きな適応力や回復力があることを示す、希望ある結果だと言える。

5　不安障害

神経症の母親

神経質で、過度に不安や恐れが強くなることによって、さまざまな症状が起きる状態を、神経症と呼ぶ。神経症という言い方は、最近ではあまり使われなくなり、症状によって、不安障害、身体表現性障害、解離性障害などと呼ばれる。不安障害は、不安自体や不安によって起きる過呼吸、頻脈などの症状がみられるものである。身体表現性障害は、本人は不安やストレスをあまり自覚せずに、体の症状や体のことを過度に気にする傾向として現れるものである。解離性障害は、強い不安やストレスから逃れるために、意識や記憶が変容を起こすものである。

不安障害や身体表現性障害は身近に多いもので、女性に頻度が高く、母親がかかっているケースも非常に増えている。解離性障害も近年増える傾向にあり、やはり女性に多い。

不安障害の場合、生活上の大きな支障となる問題として、不安発作（パニック発作）が襲ってくることや、それを恐れて外出や買い物が困難になることが挙げられる。

不安発作では、自分ではコントロールができないという恐怖や、また発作が来るのではという予期不安が、いっそう不安を高めてしまう。発作に襲われ、不安に打ちのめされ、自分で自分をコントロールできなくなっている母親の姿を見ることは、子どもにとってショックである。母親は、子どもにとって安心のよりどころであり、いかなる問題が起きたときも冷静に対処して、自分を守ってくれる存在であると、子どもは期待しているからである。その母親が、不安に喘ぎながら、為す術がないという状態は、子どもの安心を根底から揺るがしかねない。

母親自身が対処法を身につけ、たとえ発作が起きても、心配はいらないという態度を示せることが、子どもの安心感を守ることになる。

呼吸法やグラウンディング・テクニック（壁や地面、机など固く揺るぎないものに意識的にしっかりつながることで不安を鎮める方法）など、いくつかの有効な対処法があり、それを覚えて、自分でコントロールができるようになると、発作自体が起きなくなる。頓服薬を携えておくようにすることも、予防につながる。

不安障害や身体表現性障害をもつ母親は、自分の不安や体の心配に圧倒されて、子どもの気持ちを配慮する余裕をなくしているため、子どもを巻き込んでしまうことも少なくない。

ある母親は、自分がガンではないかと、過度に心配するという症状に悩まされていた。実際には病気ではないのに、病気ではないかと心配する状態を心気神経症とか心気性障害といい、身体表現性障害の一つである。口の中や皮膚に小さな出来物をみつけようものなら、きっとガンに違いないと思って、不安に囚われるのである。夫がいれば、夫に口の中を見てもらうのだが、夫がいないと、子どもに見てもらう。それが、どう見えるか、大きくなっていないか、異常な感じがしないかと、何度も確かめさせてしまう。

そうした状況が一年ばかり続いたとき、小学生の子どもの方に、異変が見られるようになった。何度も同じことを確認したり、過度に汚れを気にしたりするのである。母親の不安に、子どもも巻き込まれていることを見て取った担当医は、子どもの前では、できるだけ不安そうな顔を見せたり、子どもに確認させたりしないように話したが、母親は自分のことで頭が一杯で、なかなか守れないようだった。幸い、ＳＳＲＩ（選択的セロトニン再取り込み阻害薬）というタイプの薬が奏効して、母親の心気的症状はよくなった。すると、子どもに見られていた確認強迫も、自然に姿を消した。

不安や恐怖は伝染性をもっている。一緒に暮らしている家族、中でも、母親の影響は甚大である。母親の不安が強いと、子どもの不安も高まりやすい。母親が昆虫や爬虫類に対して、悲鳴を上げたり、嫌悪感を剝き出しの反応をしていると、子どもも同じような反応をするようになる。子どもの前では、ネガティブな感情的反応は、できれば慎みたいものである。母親が不安がる姿は、子どもにも乗り移るのだということを自覚して、冷静に行動する必要がある。

6　自己愛性などのパーソナリティ障害

自己愛性パーソナリティ障害は、高いプライドや過剰な自信、共感性の乏しさや他者に対する搾取的な態度などを特徴とするパーソナリティの障害で、近年増加している。職場や家庭や交友において、DVやハラスメント、虐待（特に心理的虐待）、モンスター化などの問題を生じやすい。

他人として、公的な場でかかわる場合にも、厄介な相手となりやすいわけだが、ましてや、母親がこの障害を抱えていた場合、その子どもが受ける影響は、極めて深刻だと言わざるを得ない。

困ったことに、こうした性格の障害についての認識は浅く、本人自身も周囲も、

「障害」という自覚はまったくなく生活している。そのため、非常に偏り、意地が悪く、自分勝手で、未熟な存在が、家庭やある集団の中では、もっとも正しく、善意の人として君臨していることも珍しくない。このタイプの人は、極めて独善的で、自分の正当性を主張し、また自己アピールが非常に上手いので、事情をよく知らない第三者は、その人の言うことを鵜呑みにしてしまいがちである。このタイプの人は、世間的には見栄えがして、立派で魅力的に映るので、なおさらである。子どもの方が「お母さんを困らせている」とみなされることが多い。

自己愛的な母親に見られやすいのは、子どもを思い通りに支配しようとする傾向である。母親の強いコントロールを受けて育った子どもでは、ストレスフルな状況に出会ったとき、うつや不安、ひきこもりや自傷といった内向性問題行動が生じやすい。また主体性が侵害される結果、子どもは主体性の希薄な、自分に自信のない人間に育ち、回避性の傾向や依存性、境界性の傾向を示すか、同じようなナルシシズムを発達させることで、自分を守ろうとする。

不思議なことに、本当の愛情も与えられず、心理的に支配され、実質的には、精神的虐待を受けたに過ぎないにもかかわらず、自己愛性パーソナリティ障害の母親に育てられた子どもは、母親を理想化し、母親に認められようと、涙ぐましい献身をすることが少なくない。作曲家ガーシュイン（George Gershwin, 1898-1937）も、そうした典型的一例である。

ガーシュインの母ローズ・ガーシュインは、自己陶酔型のナルシストで、虚栄心が強く、アメリカで最初に美容整形を受けた女性の一人であった。四人の子どもの母親になっても、ほとんど子どもの世話をすることはなかった。ガーシュインの妹に当たる、末っ子のフランセスは、こう述べている。「私の家庭では親と子の関係などありませんでした。母は私たちの誰とも関わりを持たなかったのです。（中略）だめな母親で、他人には何もしませんでした。いつもみんなが母にしてあげなくてはならなかったのですよ」（ジョーン・ペイザー『もうひとつのラプソディ――ガーシュインの光と影』小藤隆志訳）。実際、ローズはエプロンなどしたこともなかった。子どもが抱擁を求めると、顔をそむけた。ローズにとって大切なのは、自分の興味と利益を守ることだけだった。私生活を乱されたくないと、実の父親の面倒さえ、一日たりとも見なかった。

ガーシュインが若くして作曲家として大成功を収めると、この母親は、当然のごとくその分け前を要求した。ミンクのコートやダイヤモンドを、息子の稼いだ金で買ったのである。

だが、ガーシュインの方は厭がるふうでもなく、母親にねだられると、言われるがままにOKを出した。ガーシュインは、母親を喜ばすためなら、経済的な犠牲など、気にも留めなかったのである。それなのに、ガーシュインが若くして亡くなったとき、母親の態度は冷ややかで、息子のところへ駆けつけようともしなかった。

ガーシュインが生涯独身だったのは、母親のコントロールによるところが大きいとされる。母親としては、息子に特定のパートナーが現れることは、不都合だったのである。ガーシュインは、その作品の中で、献身的で愛情に満ちた女性を描いた。だが、それは、ガーシュインが現実の生活では、決して手に入れることのなかったものであった。ガーシュインの作品の通俗性は、人を喜ばせるという、彼の中にある本質的な衝動と無縁ではない。

自己愛性以外にも、さまざまなタイプのパーソナリティ障害が、シック・マザーの背景にはしばしば認められる。母親がパーソナリティ障害を抱えていると、母親自身が生きづらさを感じ、不適応や病気を生じやすいだけでなく、偏った養育を通して子どもの認知や行動に影響を与えることによって、想像以上に大きく持続的な影響を及ぼす。どのタイプのパーソナリティ障害にも出会うが、一般家庭にも多いタイプとして、強迫性、回避性、依存性の三つのタイプが挙げられる。これらは、うつ、ことに産後うつになりやすいタイプでもある。

パーソナリティ障害の理解は、シック・マザーの支援や克服においても重要であり、興味のある方は、拙著『パーソナリティ障害』（ＰＨＰ新書）、『パーソナリティ障害がわかる本』（法研）などを参照していただければと思う。

7　身体疾患

親の身体疾患は、受け止められ方次第では、精神疾患に劣らぬ影響を、子どもの発達や人格形成に及ぼし得る。ウィニコットも、慢性的な身体疾患が、精神疾患と同じような影響を及ぼすことを指摘している。ウィニコットが挙げている例は、ガンによって十年もの闘病生活を送った父親のケースである。この長い闘病生活は、父親自身にもまして家族に負担をかけることになった。寝たきりの夫の世話をする妻は自由を奪われ、「家庭は暗く、息がつまりそうで、憂うつな雰囲気」に覆われていたばかりか、「どの子かが家を離れるようなことがあると、自責の念にかられた」のである。病気の親を残して、自分が自分の道を進んでいくことに対して、何か悪いことでもしているような罪悪感や自分を責める気持ちを抱かせることは、精神疾患であれ、身体疾患であれ、慢性的な病気の親を抱える子どもを縛りやすい心理である。

これもまた、依存性パーソナリティを形成する一因となる。自分がいないと相手が困ると思うと、たとえそれが自分に大きな犠牲を強いることであっても、自分の都合よりも、相手の都合を優先しようとする。

親が慢性的な身体疾患や悪性腫瘍に罹患し、闘病生活を送っている場合、その親を中心に一家の生活が回るということになりがちだ。不幸なことに、本来、子どもに注がれたであろう関心や世話は、病気の親の方に向けられることになる。子どもたち自身も親を気遣い、世話をし、病状に一喜一憂しながら、毎日を過ごす。

それは、他者への気遣いや思いやり、奉仕の精神やそのために必要な忍耐を育むのに役立つ面もある。ただ、それが当たり前となり過ぎることは、その子に適応上不利にも働く行動様式を身につけさせてしまう。子どもの頃から、過度に自己犠牲的な態度を身につけることは、その子の可能性を摘んでしまう面もある。

もう一つは、悲観的な認知に陥りやすいという問題である。慢性進行性の疾患や悪性腫瘍を患っているとき、人はうつ状態になったり、気分が動揺したりしやすい。病状だけでなく、病気の親の気分の変化によっても、子どもは影響を受け、一緒に悲しい気分になったり、希望を回復したりする。慢性疾患や悪性腫瘍などでは、身体疾患とはいえ、精神疾患で起きるのと同じような影響が、子どもに及ぶことも少なくない。心の余裕をなくすことは、虐待のリスクを高めることにもつながる。精神疾患だけでなく、過敏性腸症候群、慢性疼痛障害、肥満、糖尿病、心臓病、ガンなども、ネグレクトや虐待と長期的な関連がみられることが報告されている。

K夫は、無気力で自分の意志の乏しい十代後半の少年だった。ただ、K夫が自分の感情を強く見せたことがあった。「同情されるのは大嫌いだ」というのだ。

K夫は、元気に歩く母親の姿というものを、おぼろげな記憶の中でしか知らない。母親は、彼を産んだ後リューマチを発症し、彼が小学校に上がる頃には、寝たきりの生活になっていた。K夫は、いつしか母親が病気になったのは自分のせいだと思うようになった。

母親は入退院を繰り返していた。K夫がショックを受けたのは、父親が他の女性と浮気をしていることを知ったことだった。彼は父親のことを信頼していたし、好きだった。病気の母親を裏切っている父親を許せないと思った。K夫は反抗的になり、非行に走り始める。暴走族、薬物乱用。彼の中にあったのは、深い自己否定と、やり場のない怒りだった。だが、いつも相手の顔色を見る癖は、不良になっても変わらなかった。悪い仲間からも利用され、裏切られた。

慢性進行性の病という暗い影が、子どもの未来を陰らせないためには、周囲の対応が非常に重要であろう。ここでも、本来、家族の関心の中心にいたはずの子どもが、主役の座から外れて、病める母親の苦痛が、そこに居座ってしまったという状況がある。

弱っていく母親

子どもは、母親にいつまでも若々しく、元気でいてくれることを望む。若さや輝きを失っていく母親を見ることは、子どもの理想化願望を傷つける。

D・H・ロレンスの自伝的小説である『息子と恋人』は、母親っ子の息子ポールが、その濃密な支配から、恋人という新たな愛情対象を足がかりに、自己解放を試みる物語である。いつも輝いていた母親の健康が衰え始めたとき、息子ポールは、やがて訪れる母親の死を予感するかのように、母親と外出先で、こんな遣り取りをする。

城壁の上によりかかり、町をながめおろしていたときに、彼はだしぬけに言った。「どうして、母親ってものはいつまでも若くいられないんだろう？　何のために母親は年なんかとるんだろう？」

「まあ」と母は笑った。「年をとるまいと思っても、とってしまうわ」

「それから、どうしてぼくは長男に生まれなかったのかなあ。ほら――みな、下の子のほうが得だというでしょう――でも、ほら、早く生まれた子供は若いお母さんを持つことができるでしょう。僕は長男に生んでもらいたかった」

「わたしがそうしたわけではないわ」と彼女は抗議した。「考えてもごらんなさい、あなただってその責任があるわ」

彼は青白くなり、目をいからせて、母のほうに向きなおった。

「なぜ年なんかとるんです？」と彼は自分の力ではどうしようもないものに腹をたてて言った。「どうしてお母さんは歩けないんです？　どうして、ぼくといっしょにほうぼう見て歩くことができないんです？」（『息子と恋人』伊藤整訳）

D・H・ロレンスは、実際にガンで母親を亡くしている。母親の死が、ある意味、『息子と恋人』という彼の代表作を書かせるきっかけになったことは間違いない。母親の不幸な結婚と、息子たちに掛けられた期待。その支配をもっとも受けて育ったのが、母親の秘蔵っ子だったロレンスであった。ロレンスは六歳年上の母親的な女性と、道ならぬ関係に落ち、文字通り駆け落ちによって結ばれるのだが、そのスキャンダルがロレンスのその後の人生に、幸運よりも不幸をもたらしたことは、シック・マザーの呪縛を、ロレンスも容易には克服できなかったことを示していると言えるだろう。しかし、また、そうした困難な試練を肥やしに、独自の芸術を花開かせたと考えれば、シック・マザーの体験もまた、決して無駄にはならないということかもしれない。

8　統合失調症などの精神病性障害

統合失調症は、男性の方が発症年齢が低く、十代後半から二十代前半が発症のピークであるのに対して、女性ではやや遅く、二十代後半から三十代になって発症するケースも少なくない。そのため、男性の既婚例が少ないのに対して、女性では、すでに母親となっているというケースが稀でない。

こうしたことから、統合失調症の母親をもつ子どもは、決して珍しくない。うつ病ほど多くはないが、シック・マザーのケースに一定の割合を占める重要な疾患である。

統合失調症の母親

母親が統合失調症を患う場合、幻覚妄想が落ち着いても、意欲や機能低下などが、程度の差はあれ持続することが多く、子育てや家事が行き届かないということになりがちだ。うつ病の場合よりも深刻なのは、コミュニケーションや気持ちの共有が、病状によっては非常に困難になることである。自分の世界のことに囚われて、独り言をつぶやき空笑している母親を見ることは、子どもにとって、単なる無関心以上の、取り残された思いを味わう。

抗精神病薬の改善により、現在では、健常者とほとんど変わりのないレベルで生活できる人も増えてきてはいるものの、その一方で、慢性進行性に病状が進み、次第に、活動性や社会性の低下や無関心、子どもっぽさが目立つようになるケースも、依然少なくない。料理をしたり、家事をしたりすることも、かつてのように手際よくできなくなり、家の中が散らかって不潔になっていても、かまわなくなる。何をすることもなく、ぼんやりと横になっていることが増える。

そうした状態にあっても、子どもにとっては、母親は母親であり、大切な存在である。母親の状態を、いつも気にしながら、心の中で一喜一憂することも多い。それだけに、母親の状態が悪く、非常識なことを口走ったり、大声で叫んだりする姿を見ると、子どもは深く傷つく。

「友達を家に呼べなかった」

N男の母親が統合失調症を発症したのは、弟を生んだ産褥期の頃で、小学校に上がる少し前のことである。N男は正気の母親というものを、ほとんど記憶していない。N男が覚えている母親は、いつもブツブツ独り言を言って、N男のことには半ば上の空だった。病院に入院したこともあったが、経済的な事情もあって、かなり状態が悪くても、父親は入院させなかった。母親がとても普通に見えるときと、また変になっていく時期が入れ替わった。今から考えたら、それは薬を飲んだり飲まなかったりしていたせいだろうという。

無関心なようでいて、ときにはひどく心配性になった。熱が出て寝ていると、一度水枕をもってきてくれたことを鮮明に覚えている。食事の用意はしたりしなかったりだった。明日、遠足があるといっても、弁当を作ってもらった記憶はない。父親が作ってくれるか、もう少し大きくなってからは、自分で作っていた。父親も忙しかったので、身なりは整わなかった。それでも、自分のことは自分でやるという習慣はついた。

小学校低学年の頃だった。調子の悪い母親が学校にやってきたことがあり、あのときは、恥ずかしかった。着飾っているつもりなのだが、ちぐはぐなものを身につけた異様な風体で、N男は恥ずかしさと驚きで、身も縮む思いだった。母親は職員室に入り込んで、先生に相手をしてもらっていた。「帰ろうよ」と何度言っても、そっぽを向いて、独り言を言っていたのを覚えている。

調子が悪いと、母親はガラス戸を開け、庭に向かって叫んだ。しばらく叫んでから、ガラス戸をバシンと閉め、また思い出したようにガラス戸を開けて叫びだすのだ。それが始まると、誰にも止められなかった。

普段でも、一人で座って独り言を言っていることが多かった。子どもながらに、それを聞かれるのが嫌で、家に友達を呼べなかった。もっと小さい頃には、連れてくることもあったが、あるとき、母親の調子が悪くて、大きな声を上げ始めた。友達は驚いて帰ってしまった。それ以来だと思う。

あるとき、母親のことで友達にからかわれたことがあった。何度もしつこく言うので腹が立って、削った鉛筆を両手に数本ずつもち、友達の頭に無茶苦茶に突き立ててやったことがあった。先生に怒られたが、理由を話すと、先生もそれ以上は怒らなかった。そのことがあって、母親のことで何か言われることはなくなった。

N男は手先が器用で、また理科や工作に関心を示したが、言葉の微妙なニュアンスを理解するのは苦手だった。相手の顔色がわからず、ぶしつけな言い方をしてしまうことがあった。相手の気持ちを推し量れずに、ピントのズレた対応をしてしまうこともあった。それは、生まれつき備わった遺伝的特性なのか、それとも、小さい頃に母親にあまりかまわれなかったせいかは、わからない。

普段は気がやさしくて、誰にでも親切なので、誰からも嫌われるということはなかった。ただ、馬鹿にするような態度を取られたりすると、過敏に反応し、怒りを爆発させることがあった。

N男は、母親に対しては優しく、母親が家事をしようとしないことに対しても、ことさら不満に思うことはなかった。

統合失調症では、さまざまな機能の低下が起きるため、仕事は無論のこと、家事なども発病前に比べると、行き届かなくなることも多い。子どもに対しても、細やかな気遣いができなくなる場合もある。

子どもが親の保護者となるケース

統合失調症の親をもつ子どもの場合も、しばしば子どもの方が保護者の役割を引き受けて、親の病状や精神状態の管理をするようになるという立場の逆転がみられる。病識が十分でない親に代わって、子どもの方が先に病気の性質を理解するようになり、親より先に「病識」をもつようになることも珍しくない。ただ、統合失調症のように重篤な精神疾患の場合には、子どもがいくら親の状態に気を配っていても、病状の悪化が起きてしまうこともある。母親の病気が悪化しないように願い、何かと気を遣っている子どもにとって、それはあまりにも悲しく、無力感を覚える出来事である。

「お母さん、お薬飲んだ?」

I子の母親は、彼女が小学校のときに発病した。以来、母親の病状に付き合ってきた彼女は、母親本人以上に、きちんと通院し、薬をきちんと飲んでいるかを、気にかけてきた。小学生だった頃から、「お母さん、お薬飲んだ?」と、口癖のように確かめるのだった。I子にとっては、母親に薬を飲ませて、病気にかからせないことは、自分の役目のようになっていたのだ。母親も、それに応えるように、通院や服薬を欠かさなかった。季節の変わり目などに不安定になることはあったが、大きな悪化には至らず、何とか無事に経過し、I子も高校を卒業すると、ドラッグストアの店員として働くようになった。彼女は、給料の中から、生活費以外にも小遣いとして一定額を母親に渡した。母親は、お陰で暮らしが楽になったと喜んだ。貯金ができると、I子は、母親の買いたい物に使ったらいいと、貯金を差しだした。母親は、そのお金で、大画面のテレビを買ったり、家を直したりした。I子は自分のためにお金を使うよりも、母親の喜ぶ顔を見る方が嬉しかったのである。

ところが、母親は、こっそり服薬を中断し、急激に不安定になり、入院しなければならなくなってしまう。I子は、診察の間も、目を真っ赤にして、母親の不安定な様子を見つめていた。母親が常識外れな発言をすると、「お母さん、しっかりして」と、泣き崩れたのである。I子にとって、母親の病気を防ぐことは、小さな子どもの頃からの務めであり、母親が再び病気になってしまったことは、その努力がすべて水泡に帰すほどの衝撃だったのである。

このケースの場合は、母親の発症が遅かったため、幼児期までは、母親から比較的安定した愛情をもらえ、娘自身も不安定になることはなかった。しかし、発症がもっと早期で、臨界期と重なり、愛着障害を伴っているケースでは、もう少し問題が複雑になる場合もある。

十九歳の青年Sのケース。両親は、Sが生まれる前に離婚していた。父親の顔は一度も見たことがない。誰にも行方は分からなかった。Sを産んで間もなく、母親の精神状態は不安定になった。泣いている赤ん坊にミルクも飲ませず、あらぬ方を向いて独り言を言っていた。幻聴と会話していたのだ。母親は入院し、Sは乳児院に預けられた。母親が再びSを引き取って暮らし始めたのは、彼が三歳の時だった。

Sは小さい頃から人一倍しっかり者だった。母親がときどき不安定なことを口走ると、それを宥《なだ》めたり、落ち着かせるのは彼の役目だった。小学校高学年になるとSはサッカーを始め、めきめき上達した。サッカークラブの中でも注目される存在となった。中学ではキャプテンも務めた。だが、その頃からSは人に言えない悩みを抱えるようになっていた。神経が冴えて、夜眠れず、気が付いたら独り言を言っている自分がいた。誰かが自分の名前を呼んでいるような気がすることもあった。幻聴が聞こえるようになっていたのだ。

母親の病気をいつも見ていたので、これは母親と同じ病気かもしれないと思った。

しかし、医療機関にかかることはなく、ひきこもりがちな状態が続いていた。幻聴に命令されて、事件を起こしたのがきっかけとなり、Sはようやく治療を受けることができたのである。

繰り返される不在

統合失調症は再発を繰り返しやすい疾患である。ことに若い時期には、病勢が活発で、何度も再燃して入院するということも稀でない。子どもにとって、それは母親が長い期間いなくなることを意味する。

K子さんの母親が統合失調症で最初に入院したのは、K子さんが五歳の時のことである。弟はまだ二歳だった。母親が病気というよりも、母親が父親とケンカをしていたという記憶しかない。駆け出していく母親を父親が追いかけて、玄関から飛び出していったのを覚えている。病院の待合室で待っている間も、母親がどこかへ行ってしまいそうになるのを、父親とおじさんが宥めていた。診察室に入ったまま、母親はもう出てこなかった。そのまま入院になったのだ。

祖母がやってきて面倒を見てくれたが、弟が夜になると泣くので、大変だったようだ。三か月ほどの入院の間、何度か面会に行った。暗かった母親の顔が次第に明るくなるのがうれしかった。だが、面会に行くと、きまって後で弟が「ママ、ママ」と言って泣き出すので、父親は二人の子どもをあまり面会に連れて行かなくなった。

母親が夏休みの始まる前に退院したときは、K子さんは、子ども心にも母親に負担を掛けまいと思い、よく手伝いをした。だが、弟は、母親が帰ってきたというのに、最初は抱かれるのを嫌がった。そのうち元通りに甘えるようになったが。

母親は病院に通って薬を飲んでいた。そのせいで眠気があるのか、いつも横になって寝ていることが多かった。話しかけても、けだるそうな返事が返ってきた。それでも、母親が家にいてくれるだけよかった。

ところが、翌年の春頃から、また母親が塞ぎこんだりイライラすることが増えて、父親とよく言い争うようになった。薬を飲んでいなかったのだろう。小学校に上がって十日ほど経ったある日、学校から帰ったら、家の鍵がかかっていて、外で待っていると、母親ではなく弟を連れた父親が帰ってきた。「ママが入院した」といきなり言われ、K子さんは呆然としたが、父親は病院に持っていく着替えなどを探し始めた。

それから毎年のように母親は、春先になると調子が悪化し、入院を繰り返した。母親の病状が、K子さんにも次第にわかるようになってきた。母親は調子が悪くなると、ある映画スターの声が聞こえ始め、夫ではなく、その映画スターと結婚するというのだった。小学生のK子さんにも、それが現実でないことはわかった。だが、そう話すときの母親の顔は楽しそうで、何と言えばいいのかわからなかった。

何回目かの入院の後、両親は離婚することになった。K子さんは小学五年だった。ただ、母親が子どもは渡さないと言い張ったので、K子さんと弟は、母親のもとに残された。最初は、父親が養育費を出してくれていたが、父親の仕事があまりうまくいかなくなると、養育費も滞った。結局、生活保護に頼るほかなかった。だが、父親と別れてから、母親は以前ほど頻繁に入院しなくなった。その頃には慢性的に幻聴があって、映画スターを相手に独り言をつぶやいたり、来月迎えに来てくれるといったりしていた。K子さんの方も、別に驚きもせず、母親を傷つけないように接するのが、一番平和だということを覚えた。

その後、弟は思春期になると、母親をひどく毛嫌いするようになった。弟を叱りながらも、K子さんにも、弟の傷ついた気持ちは痛いほどわかった。弟は、悪くなる一方だった。話し合った末に、弟は父親に引き取られることになった。幸い弟は、落ち着いていった。結局、K子さん一人が母親と暮らし続けている。母親は薬を飲み続け、もう長く入院していない。

K子さんは、真面目な努力家で、高校を出て就職してからも、仕事一筋に頑張っている。色白で目鼻立ちのはっきりとした美貌なので、男性からのアプローチは多いが、深い交際は避け、今のところ結婚するつもりはない。母親をおいて結婚できないという気持ちがある。ストレスがたまると、過食になったり、吐いたりする。

統合失調症に限らず、慢性疾患の親を抱え、ずっと面倒を見てきた子どもに起きやすい心理は、自分は、親を残して好き勝手なことをすることはできないと思い、自分を縛ってしまうことである。自分がいなければ、親はきちんとやっていけないという思いが強い。K子さんの場合、母親が薬を飲まなくなって、また入院してしまうのではないかという不安が、子どもの頃から染みついていて、母親一人に任せるということができない。母親の面倒を見るのは、自分の責任だという、子どもの頃からの思いが続いている。それは、母親が不安定になり入院するという、身を裂かれるような悲しみを、何度も味わった結果でもある。

それに対して、K子さんの弟のように、母親を自分の人生から切り離すことで、自分の安定を守ろうとする場合もある。より早期に、母親との愛着が傷を負ったようなケースでは、こちらの反応が起こりやすい。母親との愛着が不安定なものとなっているため、母親との関係自体に元々違和感があり、そこに母親の異常な言動に対する異物感が重なると、母親の精神症状を病気として受け入れるということが困難になる場合もある。

歪んだ認知の影響

親の精神障害が子どもに及ぼす影響として、深刻な問題の一つは、その状態にともなう症状と関係している。統合失調症などの精神病性障害の特徴の一つは、自我と対象との境界が脆弱であいまいになるということである。自我境界の脆弱性と呼ばれたり、精神病性対象関係と呼ばれるもので、こうした状態においては、対象の問題と自分の問題が混同されたり、自分の感情が相手の感情として投影されたりということが起きる。

現実を客観的に認識する力が障害され、非常に主観的に解釈してしまう状態と言うこともできるだろう。親がこうした状態にあると、たとえば、子どもに何か不快な事態が降りかかってきたとき、それを歪んだ形で解釈し、それに子どもも感化されることによって、歪んだ認知（物事の受け止め方）を植え付けられてしまう危険がある。

一例をあげれば、子どもが先生に注意されたという話をしたとき、母親が被害妄想的に解釈し、その先生を悪魔の手先か迫害者のようにみなして語ったとすると、子どもはそうした認知を刷り込まれることで、先生からの注意に対して、自分を顧みる方向には向かわず、先生の方がおかしいという態度をとって信頼関係を結びにくくしてしまう。本来は、母親が「お前の行動のこういう点がいけなかったから注意されただけで、その点を改めればいいことだし、その先生は、お前のことを考えて、注意してくれているんだよ」と諭すことで、その子も傷つきから立ち直ることができやすくなるのだが、そうした回復的なプロセスが阻害されてしまいやすい。

子どもへの影響を最小限にするために

子どもにとって、安心できる環境が保障されているということが非常に重要である。母親の状態が非常に不安定な場合には、母親が自宅で頑張ろうとすることが、かえって子どもに大きな悪影響を及ぼしてしまう場合もある。入院といった方法で、子どもを母親から離すことも考えねばならない。その点については後の項で述べるとして、ここでは、子どもへのダメージを避けるために、もう一つ重要なことを述べておきたい。

それは、精神障害を患っている存在を、配偶者や周囲が大切に扱うという姿勢である。その障害を否定的にみなして、蔑んだり、罵ったり、ひどいときには暴力をふるったりすることは、子どもをひどく傷つけることになる。そうした状態が続いているうちに、子ども自身が精神障害の親を蔑んだり、罵ったりするようになることもある。否定する側に同一化することで、自分が傷つくことから防衛しているわけだが、そうした場合にも、心の奥底では、母親のことを愛しており、現実の病んだ母親を拒否する一方で、思い出の中にいる理想化された母親を守っていることもある。その場合、屈折した心理構造を抱えることになり、自分の気持ちに素直になれなかったり、シニカルで過度に批判的な態度をとったりすることで、将来の対人関係や家庭生活にも影響する。

そうならないためにも、配偶者や周囲の家族が、病気を理解し、受け入れ、感情的な反応をぶつけるのではなく、理性的に話すように心がけることが、子どもへの悪影響を減らすことになる。「お母ちゃんは病気だから、あんなふうになっているだけだ。本当は優しくて、お前のことを大切に思っているんだ」と言われるだけで、子どもは、現実を肯定的に理解し、安心することができる。特に幼い子どもは、現実に起きていることをどう理解していいかわからない。それに対して、解説者の役割を果たす人の存在が重要だと言える。そこで語られることが、幾分希望的観測に基づく「ストーリー」であってもいいのである。大事なのは、そこに秩序を回復し、安心を与えるということなのである。ストーリーとは、話の筋道であり、それは秩序にほかならない。どんな状況にあっても、明るく希望の持てるストーリーを伝えるということが、子どもにとって、何よりも大事なのである。

9　母親の入院

精神疾患に限らず、重い病気を患う母親をもつ子どもたちが、広く共通して味わう思いは、母親がまた病院に、あるいは、もっと手の届かぬところへ、連れ去られてしまうのではないかという不安である。それは、いつやってくるともしれない、誰にも防ぐことのできない、まして幼い子どもにはどうすることもできない、非情で、有無を言わせぬ事態なのである。今は大丈夫でも、次の瞬間には母親の身に異変が起き、もう遠くへ行ってしまっているかもしれない。そうした不確かさの中で、抗う術もない運命の力に、弄ばれるしかないのだ。

絶えず母親の顔色を確認し、今この瞬間は、大丈夫だと確かめるしかない。しかし、それは、次の瞬間の安心を保証するものではない。とにかく母親の元気そうな顔を見れば、しばらくの間は安心していられる。だが、遊びに熱中していても、心のどこかに、不安が巣くっていて、不意にいてもたってもいられない気持ちに襲われるのである。

母親の入院という非常事態

母親の状態が不安定となって入院を要する場合、子どもにはさまざまな影響が出る。早すぎる突然の分離を余儀なくされるケースが大部分であり、幼い子どもは、その理由を理解することもできない。別離の意味がわかるのは、ずっと後のことである。母親の代わりに子どもの面倒を見る人が、至急必要になるが、核家族や母子だけで暮らしていることも多いため、家族だけで対処することは困難で、実家や兄弟の手を借りることが多い。

しかし、近くに親兄弟がいない場合には、非常に困った事態になる。子どもの面倒を見る人が唯一母親しかおらず、その母親が入院したという場合には、病院のソーシャルワーカーを通じて、家庭児童相談所に通告がなされ、一時保護の手続きがとられることになる。夫や同居人がいるものの、仕事を抱えているという中途半端な状況においては、公的または民間の一時保育（緊急保育）サービスやベビーシッターを利用するのが一般的な対応である。大きな市には、二十四時間型の緊急保育サービスが整えられているが、そうしたサービスがない自治体も多く、夜間は自分の手で面倒をみることになる。精神的、肉体的のみならず、経済的負担も大きい。また利用できる期間などにも制約がある。

だが、身内の助けでどうにか子どもの世話をすることができた場合にも、周囲に強いた負担は、複雑な心理的影響を及ぼす。特に、精神疾患で入院となった場合には、周囲がその事実自体をすぐには受け入れられないことも多いため、一体どうしてそんなことになったのか、いつまでこんな状況が続くのかと、不安や疑心暗鬼、悲しみや怒り、戸惑いといった感情がないまぜとなった精神状態に陥りやすい。

また、入院した母親に対しても、早く回復して子どもの面倒を見てほしいと思う一方で、母親に果してその能力があるのか、再び母親にまかせて危険はないのか、いずれとも確信が持てず、アンビバレントな感情に囚われやすい。特に、自殺企図をしたり、幻覚妄想や混乱をともなっていた場合には、一旦傷ついた信頼を取り戻すことは容易でない。その後、母親の状態が回復しても、そうした疑惑や不信感は尾を引きやすく、ましてや再発を繰り返した場合には、婚家からは無論、実家からも、厳しく冷たい目が注がれがちである。

特に、精神疾患の場合には、最初の入院の時には、家族で支えていく意志を見せていたケースでも、再発が繰り返されると、「治らない」とみなして、次第に態度が冷淡になり、離婚の方向で話が進むケースが少なくない。それでも、男性が病気にかかった場合よりも、婚姻が継続されることが多いのは、子どもにとって、母親が重要な存在であり、また家事労働などで、療養しながらも家庭に貢献できるためであろう。

子育て中の母親が精神疾患で入院した場合の母親自身の反応は、ある意味、周囲の反応とは正反対であることも多い。大部分のケースで、子育てが非常に重荷になり、精神疾患の発症自体の引き金にもなっているため、子育てから一時的に解放されることは、心配な面もある一方で、それよりも大きな救済効果を生む。子育てにひどく疲れて、追い詰められていたことを自覚するようになり、休養することで、身も心も楽になったと感じるのである。世話をすることに明け暮れていた状態から一転して、今や世話をされる身となったことを、安堵感とともに受け入れることが多い。ときには、こんなにのんびりと休んではいられないという気持ちに囚われることもあるが、看護スタッフから、今はゆっくりすることが必要だと宥められると、それ以上に逆らおうとすることは稀である。

しかし、回復して、現実認識もしっかりしてくるにつれて、また別の反応がみられるようになる。子どもの世話をしてもらっていることに、子どもに対しても家族に対しても、罪悪感を覚え、母親として恥ずかしいと感じる。この時期には、早く子どもの世話をしたいと思う一方で、その自信がもてない。また代わりに養育してくれている人物（多くは実家の母）に対して、すまないという気持ちと同時に、自分の役割をとられたという恨みの気持ちを抱きやすい。

子どもの発達への影響

母親の入院による影響は、母親と離別することからだけでなく、母親代わりの養育者や複数の養育者によって世話をされることからも受ける。母親の入院による離別は、通常数か月という長さであり、その影響の程度は、母親とさらに長期にわたって離別する場合より小さいものの、かなり深刻である。

マサチューセッツ州立精神科病院で行われた研究（Grunebaum et al, 1975）によると、一歳未満の時に、母親が精神障害のために入院（平均入院期間、約四か月）した子どもは、一歳半の時点で、母親が入院しなかった健常対照群に比較して、認知的な発達においても、社会的な発達においても、得点が低い傾向がみられた。ただし、形に合わせてピースをはめ込んだり、手が入らないビンの中の小さな玉を棒を使って取り出したりといった動作性知能（知覚運動処理）には差は認められなかった。

また、特徴的だったのは、受動的な言語能力においては低下がないにもかかわらず、能動的な言語能力、つまり自分から言葉を発する能力が顕著に低かったことと、物体を操作することに対する関心が低く、気が散りやすい傾向がみられたことだった。ことに対人関係の機能は全般に低下がみられ、見知らぬ人に対する反応や対人関係に対する関心が乏しく、かかわり方は浅く、人よりも物とのかかわりを好み、人との関わり方も手段的であった。また、喜びや楽しさといったポジティブな感情の表出が乏しい傾向がみられた。

こうした傾向は、もちろん母親の入院の影響だけでなく、遺伝的な要因の関与も考えられるだろうが、実際には、入院の対象となった母親の診断は、統合失調症から神経症、パーソナリティ障害やうつ病までさまざまであり、共通する遺伝的要因は想定しにくい。母親の入院や不安定な状態により、愛着障害や発達への影響を生じたと考えるのが妥当だろう。

同病院では、非常に画期的な試みを行うことで、入院によって母親と乳児が引き離される影響を小さくすることができないか、チャレンジがなされたのである。

その試みとは、幼い子どもがいる母親が入院を余儀なくされたときに、子どもも一緒に入院して、母親とできるだけ一緒に過ごさせ、治療の一環として、母親にも育児にかかわってもらうというものである。ジョイント・アドミッション（同伴入院）と呼ばれる方法である。

その結果は驚くべきものであった。同伴入院を行ったケースは、入院時点での子どもの月齢が低く、平均二か月十八日で、入院期間も約五か月半と、母親だけの入院を行ったケース（子どもの平均月齢五か月九日、入院期間四か月）に比べて、より早期に、しかも長期間の入院を行ったにもかかわらず、言語的発達や物体操作などの認知的発達で、健常群よりも優秀だったのである。言語的発達は受容的言語能力、能動的言語能力ともに優れていた。その一方で、社会的な対人関係の発達やポジティブな感情表出では、母親だけが入院した子どもたちほどではないものの、若干の低下傾向がみられた。ことに、人より物とのかかわりを好む傾向や、人とのかかわりにおいて、それ自体を楽しむというよりも手段的な点は、母親だけが入院した子どもたちと共通していた。

認知的、社会的発達のいずれについても、母親との分離を最小限にすることによって、その影響が小さくなるばかりか、同伴入院のセッティングでは、母親以外にも、複数の看護師や保育士などのスタッフが子どもにかかわり、また、さまざまな備品や設備がある病院内を探索することで、通常の家庭環境で育った子どもたちよりも刺激が豊富に与えられ、認知的な発達においては有利な面があったと考えられる。一部の社会的能力の発達では、環境要因にあまり反応しないものがみられるが、これについては、二つの説明が考えられる。一つは、人よりも物とのかかわりを好む傾向や手段的な対人関係の持ち方は、遺伝的な要因が大きいという説明であるが、先にも述べたとおり母親の疾患は多様で、共通する遺伝的背景は見出しにくい。もう一つは、そうした対人関係の傾向は、愛着パターンと深く関係しており、入院中も一緒に過ごすことが多かったとはいえ、愛着の問題が生じるのを防ぐには十分ではなかったという説明である。

人よりも物を好む傾向や、手段的な対人関係の持ち方は、自閉スペクトラム症などに特徴的に認められるものでもある。類似した状態が、乳児期の母親の入院という環境的な要因によっても生じることは、注目に値する。多くの人がかかわるということによって代償することでは、愛着への影響を防ぐことはできないということを、はっきり示した結果だとも言える。

10　親の自殺

深刻な親の自殺の影響

背景にある疾患や障害が何であれ、シック・マザーの問題が、もっとも究極的な形をとって子どもに襲いかかってくるのは、自殺という回復不能の事態である。親の死は子どもにとって、大きな悲しみと困難を与えるが、ましてやそれが自殺による場合、その衝撃はいっそう大きく、持続的である。親を自殺で失った子どもは、将来、うつや不安などの精神障害や社会不適応に陥りやすく、対人関係や学業、職業機能の問題、アルコールや薬物乱用のリスクが高まることが知られている。

親の自殺は、子どもを二重に苦しめる。一つは、自分の養育者を失う体験において、もう一つは、その人を自殺によって失うということにおいて。子どもが低年齢なときほど、前者の影響が大きく、子どもが大きくなるにつれ、後者の意味が強まる。

しかし、子どもが小さいうちに親が自殺した場合でも、成長するにつれ、子どもは親の死の意味を考えるようになり、親が自殺によって自分のもとからいなくなったという事実と向き合わざるを得なくなる。親はなぜ自殺したのか。親はなぜ自分のそばに留まることよりも、死を選んだのか。その問いを免れることはできない。

子どもがある程度大きくなっている場合、親の自殺が子どもに与える影響として、もっとも深刻なものは、自分に落ち度があって親は自殺してしまったのだという思いに囚われ、罪悪感を長く引きずることである。自分を責めるだけでなく、世間の白い目が注がれることもある。親の自殺は、「烙印」のように、その子に生涯つきまとう。

母親の自殺の方が影響が大きい

ジョンズ・ホプキンズ大学の研究チームは、親の自殺を体験した〇歳から十七歳の子どもと、事故で親を亡くした子ども二万三千人余りを対象に、精神的な障害が生じるリスクを調べた（Kuramoto et al., 2010）。母親が自殺した子どもでは、自殺企図により入院するリスクが、事故で母親を亡くした場合の一・八倍となり、統計的有意に高かった。一方、父親を自殺で亡くしたケースでは、事故で父親を亡くした場合と比べて、自殺企図により入院に至る危険は変わらなかった。ただ、うつや不安障害で入院するリスクは高かった。

このように同じ親の自殺でも、母親の自殺の方が、影響がより深刻で、子どもの自殺企図のリスクが高まることがわかる。

スウェーデンのデータベースを用いた研究（Wilcox et al., 2010）によると、親を自殺で失った子どもは、親が健在の子どもに比べて、自殺のリスクが一・九倍と高くなったが、事故やその他の原因で親を失った子どもでは、自殺の危険は変わらなかった。児童期、青年期に親の自殺に遭遇した子どもでは、自殺の危険は三倍になったが、成人してから遭遇した場合には、危険の増加はみられなかった。親を自殺で失った子どもは、自殺企図やうつ状態、精神病性障害、パーソナリティ障害で入院するリスクが高かった。特に、児童期に親を自殺で失った子どもでは、薬物乱用や精神病性障害の危険が高かった。

デンマークで行われたコホート研究（Sørensen et al., 2009）では、親の社会的地位や精神障害の有無に関係なく、親の自殺は、子どもの自殺の危険を四・四倍と大幅に高めた。それまで、精神科に入院したことのある子どもよりも、一度も入院したことのない子どもの方に、強い影響が認められたという。

何歳の時に、親の自殺や自殺企図に遭遇したかでもその影響は異なる。ウィーン大学の公衆衛生センターの研究によると、親の自殺や自殺企図は、子どもの年齢が低いほど悪い影響が出やすく、子どもの自殺のリスクを二・九倍に高めた。

中学三年の時、母親を自殺で失った少女Nは、周囲の心配をよそに、平穏に暮らしていた。父親のために食事の用意や家事をこなしながら、受験をして無事に高校に進学した。だが、翌年、母親の命日に父親と墓参りをした日から塞ぎこみ、様子がおかしくなった。朝早くから家を飛びだしたのに気づいて後を追うと、池のほとりで叫んでいた。父親はどうにか宥めて、Nを連れ帰り、病院を受診させたのだ。症状が落ち着き始めたとき、Nは主治医に母親が亡くなったときのことを語った。

「自分の部屋でテレビを見ていたら、庭で悲鳴がして。出てみたら、真っ黒い石のようなものが見えて。それが母だったんです」

その時初めて、そのことを口にしたという。彼女も親を自殺で失った多くの人と同じく、自殺の原因が自分にあったのではないかと、自分のことを強く責めていた。「私が悪かったんです。母親のことを鬱陶《うっとう》しく思って、手伝いもせずに、自分が楽しいことばかりして……」

母親の死後、Nがけなげに家事にいそしんだのは、そうした罪悪感が手伝っていたからであろう。だが、そうして自分を抑えて努力しても、罪悪感がなくなるわけではないのだ。それは長くその子を苦しめることになる。

青春のさなかに、自らが楽しむことを罪だと感じさせられてしまうことは、人格形成に不幸な影響を与えてしまう。子どもにとって、人生を楽しむことを学ぶことも、幸福な人生を築いていくために不可欠なことである。楽しむことに罪悪感を覚えるようになると、自分に過酷な人生を強い、ストレスをためやすくなる。そうしていくら努力したところで、亡くなった者は決して許しの言葉を伝えてはくれないのだ。「お前のせいではないよ」「もっと楽しんでいいんだよ」とは言ってくれないのである。

だが、ときには、親が子どもに半ば意図的に罪の意識を背負わせる場合もある。そうしたケースでは、子どもの混乱と苦しみは非常に大きなものとなる。

罪を背負わされた少女

中学三年生の少女Rは、ひときわ明るく、いつも笑顔を振りまき、快活に振る舞っていた。一見したところでは、どんな悲しみとも無縁に過ごしてきたかのように見えたかもしれない。だが、よく注意を凝らして接すると、彼女が、相手の反応をうかがいながら、相手に気に入られるように気を遣っていることがわかる。もう少し長く接するうちに、まったく違う一面に出くわすことになった。

Rは、突然荒々しい言葉を使い、相手を罵り始めるのである。

「何でダメなんですか！　そんなのおかしいじゃないですか」

きっかけは、大抵、些細な要求が受け入れられなかったことである。ダメだと言われれば言われるほど、Rは言い募り、自分の要求に頑固にこだわった。そんなことをしても事態は不利になるとわかっていても、気持ちを切り替えることができない。そうかと思うと、急に沈み込み、私はいつもどうしてこうなんだろうかと、自分を責め始める。「みんなに迷惑ばかりかけてしまう」「自分なんかいない方がいい」「生きていても意味がない」と、極論に走る。

Rの不安定な気分や対人関係、自己否定の根底には、深く傷ついた体験があった。彼女は、小学生の時に母親を自殺で亡くしていた。母親は、Rを産む前からうつ状態を繰り返しており、覚醒剤にも手を染めていた。母親はあまりRの面倒をみないので、祖母が代わりに世話をすることが多く、祖母と母親の間では諍いが絶えなかった。

Rが語ったことによると、その夜、祖母と母親が言い争うのを聞きながらイライラが高じ、母親に向かって、「うるさい。出ていけ！」と言ってしまったのだという。直後、母親は家を飛び出し、そのまま帰って来なかった。母親はその夜、自ら命を絶ってしまったのだ。

「私が殺したんです。あのとき、母に出ていけって言ったから、母は絶望して死んだんです」

経緯を打ち明けた後で、Rは涙ぐんだ。弱っていた母親に向けて自分の投げつけた言葉が、最後の一押しをしてしまったのではないかと言うのだ。

小学生の少女が母親を失うだけでも深い痛手なのに、自分が母の命を奪ってしまったという責めまで背負わされていた。

「母が呼んでいるようで、死にたくなる」

そうRは繰り返した。だが、彼女こそが、真の被害者に思えてならなかった。

心が弱ったとき、人は幼児のような心理状態にさえ戻ってしまう。我が子の心を顧みる余裕がないどころか、わが子に傷を負わせるために、自殺しようとする人さえいる。愛する者に永久の痛みを与えることで、せめて自分の存在を、そこに刻みつけようとするのだ。そして、自分は手の届かないところへ逃げ去ってしまう。

死はときに、エゴイスティックで、卑怯なものとなる。残していったものから、未来の幸せをも奪い去る。そこまでして、自分を一番求め、愛してくれた存在を苦しめ、仕返ししなければならないのかと思えるほどだ。

早期の介入が重要

親の自殺は、その直後だけでなく、一年以上経過しても、うつ状態やアルコール、薬物乱用などのリスクを高める。ことに、親の死をめぐって誰かを責める気持ちがある場合や、自尊感情が低く、コーピング・スキルが乏しい子ども、親に対してアンビバレントな感情があり、素直に悲しみを表現できないようなケースでは、その危険が高まる。それを予防するのに重要なのは、早期の介入である。他の人を責める気持ちや亡くなった親に対するアンビバレントな感情を受け止め、整理を助け、喪の作業を円滑にすることが、うつを長く引きずるような事態を防ぐことにつながる。

親を自殺で失った子どもの心の傷の回復には、カウンセリングだけでなく、グループワークを用いたプログラムが有効であることが、実践的な取り組みを総覧した研究(Mitchell et al., 2007)によって示されている。

我が国は、自殺者の数が三万人前後に達する状況が長く続き、先進国では上位一、二を争う自殺死亡率の高い国となっている。親を自殺で失う子どもの数は、毎年一万人を超える状況である。しかし、残念ながら、そうした子どもに対する心理的なケアは、ほとんど行われていないのが現状である。

親の自殺が子どもに及ぼす破壊的な影響が強調されがちだが、それに対して、子どもには、強い回復力が備わっていることを示唆する研究もなされている。アリゾナ州立大学の予防医学センターが行った研究（Brown et al., 2007）では、子どもの健康状態や子どものうつを防ぐうえで何が重要かということについては、親の死因によって大した違いは認められていない。自殺、あるいは殺人事件の被害者といった親の死因は、子どもの回復にそれほど関係なく、それによって過度に対応を変える必要はないと結論付けている。

第八章　シック・マザーを克服する

シック・マザーの問題は、深く持続的な影響を子どもの人生に及ぼしていく。ときには、それは破壊的なばかりの有害なダメージを生じ、さらに次の世代にまで及ぶこともある。そうした負の連鎖を止めるためには、子どもだけを問題にして、シック・マザーの問題に蓋をしておくわけにはいかないことを見てきた。では、どのようにシック・マザーの問題を克服していけばよいのだろうか。

本章では、シック・マザーの支援において、また、シック・マザーの状態に陥っている母親自身が、それを克服するためには、何をめざし、どう試みていけばいいのかについて考えたい。それに対する答えは、ほとんどこれまで述べてきたことの中にあると言えるが、最終章である本章では、それをもう少し実践的かつ簡略に、要約してみたいと思う。その場合も、単なるノウハウではなく、基本的な考え方や指針というものが非常に重要になる。その部分がしっかりしていれば、大きく方向がずれることはない。

その問いに対する答えは、シック・マザーのサバイバーたちが、自分自身が抱える生きづらさを克服するうえでも、役に立つはずである。

シック・マザーの支援と克服

シック・マザーが子どもの発達や人格形成に及ぼす影響について、われわれがこれまでに知った事実から改めて言えることは、母親の抱えている問題は子どもに反映されやすく、子どもの問題に出会ったとき、母親の状態にも注意を払い、母親が困難を抱えている場合には、母親をも支えていくことが非常に重要だということである。子どもの問題には、すべてその原則があてはまるが、とりわけシック・マザーのケースでは、子どもに顕現した問題を、子どもの問題としてだけ切り離して扱っても、それは影法師を捕まえるようなものである。問題解決や事態の改善のためには、むしろ子どもの問題を、母親の問題の反映として捉え、子どもだけでなく、母親の問題や両者の関係を扱うことに成否がかかっているとも言えるのである。

では、シック・マザーを支援し、それによって子どもの問題の改善を図ろうとする場合、あるいは、そうした問題を抱えた母親自身が、自分の問題を自覚し、改善に取り組もうとする場合、何がポイントになるだろうか。

多くを語り過ぎては、頭に留めておくことも難しいし、ましてや実践するのは大変である。そこで、支援に際して、あるいは、克服しようとする日々の生活の中で、もっとも重要な点に絞り込んで述べていきたい。これは、多くの困難なケースにおいても、変化の鍵をにぎるポイントでもある。

たったこれだけのことをと思われるかもしれないが、たったこれだけのことを心掛け、繰り返し実行していくことで、子どもも母親自身も変わっていくのである。ただし、一度や二度実行しても、変化が生まれるわけではない。性懲りもなく何十度でも何百度でも繰り返し続けることで、浸透し、変化が生まれる。

実践においては、難しい専門用語を振り回したところで、無益である。生身の人間が体得して実行できるためには、わかりやすく、しかも、どんなときにも応用が利くということが重要なのである。

筆者は、極めて困難なケースにも数多く遭遇してきたが、良い方向に変化した多くのケースで有効であった働きかけであり、また、その方向に子どもや親も変わっていくことが観察された点でもある。変化に抵抗するのは、往々にして親であったが、ときには、支援する側の足並みがそろわないというもどかしい事態も起きる。支援する側も、子どもも親も、その立場を超えて、向かう方向は同じであり、三者が同じ方向に進んでいったとき、もっとも強力な変化が起きる。

(1)丸ごと受け止める

まず出発点は、批判や指導をするのではなく、受け止めるということである。「丸ごと受け止める」とは、小さい子どもを抱っこするように、体全体を包みこみ、支えることである。幼い段階ほど、また痛んでいるときほど、このことは重要になる。ウィニコットは、そうした関係をホールディング（抱っこ）と呼び、その後、多くの治療者たちが、愛着障害など、基本的安全感に傷を負った人の治療において、「抱える環境」の重要性と有効性を強調した。

しかし、同時に、境界性パーソナリティ障害などの治療において、無制限な受容は依存欲求を膨らませ、際限なく愛情や関心を貪ろうとする傾向を強める結果、支援する側が応じきれなくなると、今度は激しい怒りを爆発させ、あるいは、自殺企図などの危険な行動化によって、支える側をコントロールしようとし、非常に不安定で危なっかしい状態を招いてしまうことがよく知られるようになった。

これは、境界性パーソナリティ障害に限らず、愛着障害の人にも認められる傾向である。彼らの抱える愛情の負債はあまりにも大きいので、それを中途半端に満たそうとすると、余計に愛情飢餓を掻《か》き立てる結果になるのである。

そのため、通常、専門家がこのタイプの障害を抱えた人の支援や治療を行っていく場合には、一定の枠組みを決めて、際限なく依存欲求が膨らんでくることに歯止めをかけると同時に、そうした依存欲求を自分で制御することを学ばせようとする。それが、最終的な目標である自立にもつながるからだ。

この原理は、愛着の問題など基本的安心感に傷を抱えたケースが多いシック・マザーへの支援においても、当てはまる。この点を踏まえて、受容に努める一方で、枠組みの設定を忘れないことが大事である。面接の時間や電話に応じられる時間などを、あらかじめきちんと決めておく必要がある。できもしないことを気軽に空約束することは、最悪の結果を招くことになりかねない。何年でも、その支援を続けられるという覚悟の上で行動する必要がある。

そのうえで、向き合うときには、その人のすべてを受け止める気持ちで話に耳を傾け、その人の味わってきた思いに心を寄り添わせる。設定した場においては、否定されたり攻撃されたりすることなく、安心して自分の気持ちを出せ、丸ごと受け止められる状況を作っていくことが、変化を生み出していく。

親子や夫婦や恋人でも同じことが言える。本人の気持ちを丸ごと受け止めると同時に、最低限の約束事だけは守らせ、それを破ってしまったときは、冷静に必要な対処を行うという姿勢である。赤ん坊を育てるような、全身全霊をかけた愛情や献身とともに、危険や悪習を避けるための、一定の厳しさも必要なのである。それは、子どもを育てるときと同じことであるが、ただ大人は余分に世の中を知っている分だけ難しいのである。

スキンシップをとり、子どもの頃にするようなことを一緒にすることも、回復や修復を促す。ある時期が来ると、自分から、そうしたことをためらいがちに求めてくることも多いが、それは回復のプロセスが進んできていることを示している。愛着の傷を修復する一つの象徴的な方法なのである。

自分を傷つけたことに対して、激しく攻撃して来たり、謝罪を求めてきたりすることもしばしばみられる。このときも、親の方が弁解ばかりしていては、傷が修復されない。親にとっては、見当はずれなことに感じたとしても、子ども自身がそう感じているということをまず受け止めることである。自分を振り返り、少しでも思い当たることがあれば、その点を謝ることは、子どもの傷の修復に役立つ。一つの儀式なのである。それを何度も求めてくることもあるが、それだけ傷が深いということなのだ。だからそれを繰り返すことは、修復を重ねることであり、大いに意味がある。とことん付き合い、安心し保障を与えつづけることが大事だ。

さんざん親や配偶者、恋人を困らせるが、それに動じず、積極的に受け止め、安心を与えつづける中で、その絆が確かなものだということを体で味わううちに、次第に安心感が生まれて、落ち着いていくということが多い。危険なことをしないといった最低限の約束を守る限り、どこまでも付き合うよという気構えを見せることも大事なのである。ある時期には、十分な抱っこを与えることが、傷の修復につながるのである。それができるのは、やはり、その人を心から愛している存在だけであり、親や配偶者、恋人に支えられて、安定を回復するということは、実際、多いのである。

(2)良いところ探しをする

次の課題は、否定的な認知を脱するということである。そのために、役に立つ実践的な心がけは、良いところ探しをするということである。アラ探しではなく、良いところを見つけて、そこを評価する姿勢だ。どんなに悪い状況や、困った事態に遭遇しても、何か良いところはないかと考える姿勢だ。

こうした姿勢を妨げるものとして非常に多いのは、完璧主義や白か黒かという二分法的な思考である。一パーセントダメなだけで、もう全部がダメだと思ってしまう。完璧でなければ、ゼロと同じとみなしてしまう。完璧主義や全か無かの二分法的思考は、シック・マザーに広く共通してみられる傾向である。

それを克服するためには、程よさを大切にするという姿勢を身につける必要がある。全か無か、白か黒かではなく、その中間の段階にこそ、真実があるのだということを知ることである。それは、杓子定規な固定観念ではなく、柔軟な思考をみつけることでもある。厳格すぎるルールではなく、自然な情愛や偶然の戯れを楽しむ態度である。

良いところ探しの心構えを持とうと思えば、当然、感情的になっていたのではダメで、冷静に別の角度から事態を眺めるような気持ちが必要になる。良いところ探しをするためには、悪いことがあったからといって、怒ったり責めたりしたのでは話にならない。責めるのではなく、まず受け止めて、その上で事態を、さまざまな角度から考えてみるという作業が必要になる。ある意味、ユーモアのセンスも必要だろう。

つまり良いところ探しを心掛けることは、ネガティブな認知を脱するだけでなく、感情的になったり、攻撃したり、責めたりという心のありようを、乗り越えなければならないということだ。

良いところを探すという方法は、驚くべき効果を発揮する。もっとも自己否定が強く、自殺企図を繰り返す境界性パーソナリティ障害の最先端の治療にも、基本的戦略の一つとして採り入れられていることからも、その効果のほどを推し量っていただけるだろう。

どんどん状況が悪化しているケースは、例外なく、これとは逆のことをやってしまっている。問題が起きたからといって、感情的になり、攻撃的に責め、思い知らせることで反省を強いようとする。しかし、そんなことをしても、傷つけられた子どもは、ますます怒りや自己否定を強め、問題をこじらせていくばかりである。繰り返し傷つけられてきた子どもは、否定的な空気を感じただけで、イライラしたり反発したり、塞ぎこんだりしてしまう。そんなふうに育ってきた大人も同じである。

子どもの発達の出発点で重要なのは、感受性と応答性であるという話が出てきたが、その人のネガティブな認知というものは、もとをたどれば、小さい頃から受けてきたネガティブな応答の表れでもある。それを変えていくのが、良いところ探しなのである。どんなときにも、ポジティブな反応を返すことによって、相手もポジティブになっていく。それを繰り返すことで、ネガティブな反応の癖を修正していくのである。

シック・マザーの支援においても、この原則は非常に重要だ。シック・マザーは傷つけられることに、非常に敏感である。その意味では、問題を起こしている子どもに似ていると言える。自分が責められる、辱めを受けるという危惧を抱き、また子どもに起きている事態に対して、自分で自分を責めていたり、それを誰かに責任転嫁することで、気持ちのバランスをとろうとしたりしている。そういう状況で、シック・マザーが少しでも自分が非難されると感じてしまうと、心にシャッターをおろし、介入を拒否してしまい、援助の手を差し伸べること自体が困難になりやすい。

むしろ、その苦労や大変さをねぎらい、病気を抱えながら、よく努力している点を肯定的に認めるところから話に入っていった方が受け入れてもらえる。子どもの問題を解決することを焦らず、まずは、シック・マザーの心理的プレッシャーやストレスを減らし、信頼関係を作ることを優先した方が、問題解決の近道となることが多い。結局、一番困っているのは、母親だとも言えるのだ。病状のために、あるいはスキル不足や母親自身が抱えている心の傷のために、子どもに関心が注げず、そこから生じてきた問題に、間違った対処をすることで、事態をこじらせてきているのであり、母親にも決して悪意があったわけではないのだ。一所懸命にやってきた結果なのである。

母親を支え、母親が前向きに変化することで、子どもの問題が改善することは、近年の介入研究（Shaw et al., 2009）でも示された。それによると、子どもの問題行動を伴っているうつの母親のケースに対して、専門の相談員による支援を行うことで、母親のうつが軽減するとともに、子どもの行動上の問題や精神的な問題も減少を認めた。これは、母親の養育態度が前向きに変化することによる効果と考えられる。

母親が、家庭に肯定的な雰囲気を回復できるかどうかが、子どもを悪影響から守り、二次被害を防げるかどうかを左右する。母親が自分は母親失格だと否定されたと感じてしまえば、それは逆効果になってしまう。母親が意欲と希望をもって、子どもとの関係に向かっていけるように、チアリードする必要があるのだ。母親に肯定的に接することで、母親も家庭において、子どもに対して肯定的な態度をとれるチャンスが増えるのだ。逆に、母親が自分の子育ての仕方を非難されたと感じると、そのしわ寄せは、その原因を作ったとして子どもに向けられる。

(3)生活の秩序を保つ

三番目の課題は、毎日の生活に、子どもが安心して過ごせる一定の秩序とルールを回復することである。ここでいう生活の秩序とは、子どもが見通しをもって安心して過ごせる環境のことであり、生活面だけでなく、心理的な面も含む。

子どもにとって、安心してそこで暮らせるという安全感が守られることは、成長の土台である。安心感が与えられなければ、子どもが良い方向に変わることは期待しづらい。安全感が損なわれることで、子どもは追い詰められ、攻撃的な行動に走るか、ひきこもって動けなくなる。

何が起きるかわからないというカオス的な混乱がもっとも有害であり、生活面でも、心理面でも、一定の秩序によって守られていることが重要なのである。

衣食住の基本的なニーズを満たし、睡眠や食事を規則正しくとるといった生活習慣にかかわる部分も大事であるし、安心できる心理的な環境を整えることも大事である。そのために、努力すればできることは、規則正しく、バランスの良い生活習慣を作っていくことである。それは、母親自身の精神的な安定にもつながるし、夫や家族との良好な関係にもつながり、良い循環を生みやすい。料理や家事をすることは、精神的な回復においても最高のリハビリである。適度な運動は、抗うつ薬に匹敵する抗うつ効果をもつ。

生活の秩序を保つことによって、子どもは見通しと安心感をもって暮らせるようになる。同じことが心理的な環境についても言える。気まぐれな対応や過剰反応、不意打ちをできるだけ避け、子どもが安心して過ごせるように心がける。しかし、シック・マザー自身が、基本的な安心感に乏しく、傷つきやすく、気分が変動しやすかったり、極端な行動に走ったりしてしまいやすい。その点が病状と密接に絡んでいることも多い。

そのため、母親がきちんと通院や服薬をして、病状をコントロールすることも、非常に重要になる。母親が、自分を傷つけたり、死のうとしている状況で、子どもに安心しろという方が無理である。母親がめそめそ泣いていたり、「死にたい」と口にしたりしているのを見ることほど、子どもの安心感を損ない、力を奪うことはない。

母親や父親が重い精神障害を抱えているような場合、薬物療法を継続するとともに、状態によっては、入院治療に切り替えることが、被害を最小限に食い止める。それ以外にも、デイケアや生活支援センター、訪問看護など、生活が一定の秩序の中で営まれるために有用な方法は多数ある。精神科医や精神保健福祉士などの専門家のアドバイスを得ながら、本人にとっても子どもにとっても、安定と安心のある生活秩序を構築することが重要である。

子どもの安全感を損なうもう一つの要因として、虐待とともに母親と父親（パートナー）間の不和や暴力も重要である。自分の身に受けることはもちろん、感情的で攻撃的な言葉を聞いたり、暴力場面を目撃することも、子どもを傷つけ、問題行動のリスクを高める。

どちらも、密室状態になるほどエスカレートしやすく、第三者がかかわることで、一定の歯止めがかけられることが多い。当事者が一人で悩まずに、早い段階で相談し、風通しをよくすることが対処の第一歩である。その上で、話し合いやルール作りといった修復的な対処を行うか、場合によっては強制力を伴う手段を用いるかして、解決に対処を進めていくことが必要である。いずれにしても、無秩序な状態を放置するのではなく、段階的に解決を図る必要がある。

離婚や関係解消に踏み切ることが、問題解決の第一歩となることも少なくない。しかし問題は、母親の状況は改善することが多いが、子どもに対する影響は母親と一致しないことも少なくないということである。

三千人以上の母親とその子どもを対象に、婚姻状況と母親と子どものうつ傾向の関連を調べた長期にわたる研究（Clavarino et al. 2010）によると、子どもが十四歳の時点で、夫婦関係が不良であると、七年後の時点で、母親も子どももうつが強まる傾向がみられた。母親が夫と別れた場合には、母親のうつは軽減したが、子どものうつは逆に強まったという。夫婦がよりを戻して暮らしているが、関係は良くないという場合、母親のうつは悪化したが、子どもの方には、あまり変化がみられなかった。不良な夫婦関係の継続は、母親にとっては、うつを悪化させる要因となるが、子どもにとって、その影響は微妙である。ただ、夫の暴力や問題飲酒に母親が黙って耐えているといった状況は、子どもにとっても悪影響が大きく、子どもも、一日も早い解決を望んでいることが多い。勇気ある決断が、笑顔を取り戻すことにつながると言える。

子どもにとって、安心していられる世界の秩序が、大人によって守られているということが非常に重要なのである。秩序がコントロールされていない状態、しかも、大人もそれをコントロールできず、悲嘆に暮れていたり、混乱している様を見せることは、子どもにこの世界がとても混沌とした脅威に満ちたものという印象を与え、自分の存在の根源から揺さぶられるような不安と恐怖に囚われさせ、儚《はかな》く悲観的な世界観を抱かせたり、しばしばあることだが、何事に対しても虚無的で、傍観者的な態度をとらせたりすることにつながる。

猛り狂う脅威に対して、なすすべなく無力であるという思いを抱かせることは、子どもの自己観を萎縮させ、自分は無力で、その猛威に耐えるしかないものとみなしてしまいやすい。親が泣き叫んだり、怒りに囚われたりして、身も世もあらぬ姿で激しい情動に身を任せている姿を見せることは、情動というものを恐ろしいものとして認識し、情動的なものに触れることを避けようとする傾向を生んでしまうこともある。ニヒルで、冷淡で、無感情な態度の裏側には、しばしばそうした情動回避の姿勢が潜んでいる。それは、裏を返すと、強い情動にさらされることで傷ついた証でもある。

前向きな意味を与え、進むべき方向を示す

母親がうつや不安定になったとき、子どもにとって悪影響が強まるのは、愛情や関心の不足というだけでなく、生活が不規則になることや、親の態度が一貫性を欠くことによって、子どもが予測をもって生活することができなくなり、不安や混乱を生むことによる。何か問題が起きていても、それに対して、必要な対処とコントロールがなされていると感じると、子どもは不安に呑み込まれることなく、むしろ問題に取り組む姿勢を学ぶ。生活が一定の秩序で進められていくように、ルール作りや役割分担が行われ、協力し合って、困難を乗り越えるという姿勢が示されていれば、子どもはむしろその体験を前向きにとらえることができる。子どもの安心感を育んでいく上で、決まりきって繰り返される営みは、とても重要なのである。

親自身が混乱し、生活に秩序を与えることもできず、その時の気分や快不快に振り回され、方向性を失っているという状態が、子どもにいろいろな面でダメージを与えてしまう。自分の意志と方針によって、事態がコントロールされているということが安心感と前向きな力を生むのである。もちろん、コントロールしきれないという場合も、ときには出てくるが、そうした場合も、過度に悲嘆したり、絶望的な反応を見せ

ることは、子どもをおびえさせ、生きることへの恐れや無力感を植え付けさせること にもつながってしまう。コントロールしきれない事態が生じた場合にも、そのことに 肯定的な意味づけを行い、希望的な態度を失わないことが、子どもに生き抜いていく 勇気と人生への信頼を授ける。

ある母親は、数年の闘病の末に、もはや死が避けられないと悟ったとき、子どもを 一人ずつ枕元に呼んで話をした。当時小学校四年生だった娘に対しては、こう話した という。「お母さんは、あなたたちのためにも、何とかしてよくなろうと頑張ってき たけど、どうやらそれも難しくなったように思う。お母さんがいなくなっても、お父 さんの言うことをよく聞いて、きょうだい仲良く暮らし、立派な人に育ってください。 お母さんは、遠くに行っても、あなたたちのことをずっと見守っているから」

翌日、母親は息を引き取った。母親は最期の気力を振り絞って、自分の願いを伝え たのだと思われる。そのとき、母親の言い遺した言葉は、娘の記憶に永く刻み込まれ、 さまざまな苦難のときにも、娘を守ってくれたのである。母親は自分がいなくなって も、娘たちの足もとを照らそうと、最期の光を灯したのである。混乱と無秩序から子 どもたちの人生を救うとは、こういうことなのである。進むべき道筋を示し、希望が決して失われないことを伝えることによって、不幸な事態や永遠の不在さえも乗り越え、子どもの心を空虚や寄る辺《よるべ》なさから守るのである。

(4)親の病気や事情について理解する

シック・マザーを克服するうえで不可欠なステップは、病気の性質や状態について正しい理解を得ることである。これは、母親自身にとっても、子どもにとっても、周囲の家族にとっても重要である。母親の身に何が起きているかを客観的に知ることで、それが病気の症状によるものだと受け止められるようになり、無用な混乱や感情に巻き込まれることも少なくなる。家族がそうした知識や情報を共有し、話し合うことができれば、子どもは一人不安におびえたり、自分を責めたり、人知れず罪悪感を抱えたりすることから免れる。どうしてそういうことが起き、それに対して、どう対処すればよいのかがわかってくれれば、不意打ちを食らって動揺したり、落ち込んだりすることも防ぐことができる。

実際、そうした取り組みが、一部で始まっており、うつなどの精神疾患の母親と暮らす子どものリスクを減らすうえで有効であることが示されている。ボストンの子どもセンターが行った、ビアズリーらの取り組み（Beardslee et al., 2003）では、気分障害（うつや躁うつ）の母親をもつ八歳から十五歳までの子どもとその家族に対して、二回の心理教育的なレクチャーによる方法と、六回から十一回の個別および家族面接による方法が行われた。いずれのセッティングでも、気分障害について情報を提供するとともに、それを子どもに伝える上でのコツや子どもと話し合いを始める方法について教え、子どもの罪の意識や責める気持ちを減らすように努力が払われた。交友や家庭以外での成功体験を通して回復力を高められるように、子どもを勇気づける方法についてアドバイスが行われた。

どちらの方法においても、子どもの行動、親の養育態度の有意な改善が認められ、取り組みの後も、その変化は時間の経過とともにより大きくなった。後者のセッティングの方が改善は顕著であったが、いずれの方法においても、病気に対する子どもの理解が深まったケースほど、子どもの行動や親の養育態度に大きな改善がみられた。親の姿勢がもっとも大きく変わったケースが、子どもの行動がもっとも大きく変わったケースでもあった。精神的な問題についても軽減する傾向が認められ、その傾向は取り組みが終わってからも、時間とともに強まった。

ビアズリーらの介入研究は、親の病気という問題を抱えた子どもが、親の病気を理解するように働きかける取り組みが、子どものリスクの軽減や親子関係の改善に有効であり、しかも長期的な効果をもつことを示した最初のものである。

(5)本当の気持ちを大事にする

五番目の課題は、本人が何を感じ、何を求めているかを感じとり、本人の気持ちや意志を尊重し、主体性を侵害しないということである。子どもといえども、自分の所有物のように勘違いしてはいけない。自分の期待を押し付けてはいないか、子どもの本当の気持ちに耳を傾けているか、冷静に自分に問いただしてみる必要がある。真っ白な気持ちで、子どもの心と向かい合い、親の期待で縛らないことが、長期的に見ると、結局良い結果につながっていく。

そのためには、まず子どもが感じていることや求めていることに感受性をもたなければならない。自分の感情や期待や価値観で目を曇らせずに、透明な眼差しを静かに子どもに注ぐ必要がある。子どもは何を感じているのか。何を欲しているのか。

生まれたてのときから、母親に求められるもっとも重要な能力である、子どもの求めているものに対する感受性が、ここでも問われるのだ。

一番まずいのは、親の気持ちや考えを子どもに押し付けたり、親の感情に子どもを巻き込んでいくことである。誰がそれを望んでいるのかということを、自分に問うてみる必要がある。子どもではなく、親が望んでいるという場合には、よくよく気を付けて対処する必要がある。望みもしないことをさせられたという恨みを抱き、主体的な意欲を投げ捨てるなど、後年困った事態を生じることは、少なくないのである。

だが、本当の気持ちを大事にするということは、子どもや相手に対してだけ言えることではなく、自分自身に対しても、当てはまることである。シック・マザーに育てられた子どもだけでなく、シック・マザー自身も、自分の意志を曖昧にしかもたず、自分が意思決定を行うことを避け、誰かに頼るという傾向がみられる。自分の意志をもつことは、相手を怒らせるという恐れを抱いていることも多い。八方美人的に、良い子や善い人として振る舞い過ぎて、余分なお荷物ばかりを背負い込まされるということも多い。自分の人生が、あいまいになって、方向を失ってしまうということにもなりかねない。それでは、結局、自分の人生に悔いが残ることになってしまう。自分の気持ちをはっきりさせ、それを口に出して言えるということが、とても大事なのだ。

親の気に入らないことを子どもが言ったからといって、それを頭ごなしに否定したり、不機嫌になったりしていたのでは、子どもは本心の言えない人間になってしまう。気に入らないことを言ったときこそ、よく話を聞いて、大きな懐で接するように心がけると、そこから変化が始まる。

(6)母親自身が社会とつながる

六番目の課題は、母親自身が子どものことにばかりかまけずに、社会とつながり、社会の中で役割を果たしていく努力をすることである。シック・マザーの状態にあるとき、うつ的な母親は、ともすると、ひきこもりがちになり、社会から遠ざかることで、余計に追い詰められてしまう。社会とつながりを回復することで、本来持っているものを発揮し、心と行動のバランスも良くなっていく。そんなふうに元気に、前向きになっていく母親を見て、子どももまた前に進んでいきやすくなる。

子どもが、かなりひどい状態に陥っていても、過度に悲観的になる必要はない。シック・マザーによる発達への影響や子どもの問題行動は、母親が元気と安定を回復し、十分な関心を注ぎ、子どもとの心を行き交わせることに喜びを感じるようになると、顕著に改善することが多いのである。その点が、遺伝的、生物学的要因が大きい、通常の発達障害と異なるところである。

シック・マザーに伴う子どもの問題は、日照不足で植物が元気を失い、枯れ始めているのと基本的に同じことである。植物自体をいくら治療しようとしても、自ずと限界がある。もっとも必要なのは、十分な日が注ぐ場所においてやることである。

そのためにとり得る最善の方法は、シック・マザー自身が元気と安定を回復することであり、それがかなわなければ、親代わりの存在が子どもの太陽となってやることである。シック・マザーが元気になり、子どもを照らし続けることができるならば、ことにまだ問題が長期化、複雑化する前であれば、子どもの問題行動は、速やかに回復していく。だいぶこじれてしまっているケースでも、母親が十分に愛情や関心を注ぎ続けることができれば、確実に良い方向に向かっていく。子どもの可塑性、回復力は、その意味で非常に大きい。

もちろん、愛着の問題が深刻なケースや、発達障害やパーソナリティ障害を伴っているケースでは、一筋縄ではいかないことも多いが、母親が元気になって、かかわりつづけることができれば、次第に改善に向かうケースが多い。

シック・マザーのケースでは、いくら子どもに治療や支援を行っても、母親が慢性的なうつ状態を引きずっていたり、不安定に気分や態度が変わったりしていたのでは、一向に改善が見えてこない。母親自身が必要な治療や援助を早期に受けて、元気と安定を回復することが、結局、子どもの状態の改善にもつながるのである。

うつ病の母親と子どもを対象にした研究（Wickramaratne et al, 2011）によると、うつの程度が軽いほど、また、罹病期間が短いほど、そして早期に治療を開始しているケースほど、子どもへの影響も軽微な傾向がみられた。別の研究（Pilowsky et al., 2008）でも、母親の治療開始とともに、母親の症状も子どもの精神的な症状も、時間とともに改善する傾向を示し、子どもの症状の改善は、母親のうつの改善を反映していたのである。母親の病状の改善が、すべての改善につながるし、手間取る場合でも、治療の軌道に乗って適切な対処を行っているということが、子どもの安心感を守るのである。

子どもに発達障害があるという場合にも、同じことが言える。親が元気で安定していることが、悪循環を防ぎ、改善へと向かわせる。子どもだけでなく、親にも目を注ぎ、援助を行う必要がある。

また、母親が外に出るようになることで、子どもも元気になるということは、しばしば経験する。仕事をすることも、母親がそれを前向きにとらえていると、子どもにもその姿勢が波及するものである。シングルマザーを対象にした研究（Youngblut et al., 1998）によると、母親が働いているほうが、子どもや母親としての役割をポジティブに受け止め、母子の関係にもプラスの影響を認めている。子どもが満一歳未満の場合には、母親が働くことは、マイナスの影響を及ぼす危険があるが、それより上の年齢では、発達にプラスの面を認めるとする研究（Lucas-Thompson et al. 2010）もある。母親が無理なく働き、生活を維持していける仕組みの整備が、将来の世代を守るためにも必要である。

一回りも年上の夫のもとに嫁いだEさんは、無口で内気な性格であった。近所の人にじろじろ見られているという注察念慮や近所の人が自分の悪口を言っているのが聞こえるといった被害的幻聴がみられるようになり、ふさぎ込んでしまったため、夫に連れられて精神科を受診したのだった。精神安定剤の投与を受け、幻聴などの症状は消褪《しょうたい》して、落ち着いたが、服薬を止めると症状がぶり返すため、薬を続けなければならなかった。

そのうち予期しないことが起きた。Eさんが妊娠していることがわかったのだ。薬を中止するデメリットとリスクを秤量《ひょうりょう》した末、薬を継続する選択がなされた。幸い男の子が無事に生まれた。産後に不安定になることもなく、むしろ母親となって安定したEさんは、以前より家事をしっかりするようになった。二年後、女の子が生まれた。このときも、薬は継続した。非常に活発な女の子だった。二人とも、発達にもまったく問題を認めず、成績も良かった。

子育てで自信をつけたのか、下の子が小学校四年生になった頃から、家計を助けるべく、Eさんは働きに出るようになった。それは、以前の内気なEさんからは想像もできないことであった。すぐに辞めるのではという周囲の予想に反して、Eさんは仕事を続けた。勤め先が大幅に人員を減らして、四年後に解雇されると、すぐに別の仕事を見つけた。

子どもたちにも、母親が精神障害を抱えているという意識は乏しい。ただ、母親は少し幼く、助けが必要な存在と受け止めている。子どもたちが、中学生になった頃には、母親の心のうちを、子どもたちの方が先に察するようになり、母親が暗い顔をしていると、職場で何かあったのだと見抜いて、子どもの方から「また、何かあったんか。そんなの気にするな」と声を掛けたりする。子どもたちは、母親思いであると同時に、とても自立している。愛情不足の徴候は、まったくと言っていいほど認められておらず、二人とも精神的に安定している。学業やクラブ活動にも積極的で、学校での適応も良好である。

(7)場合によっては、距離をとる

そして、最後に取り上げねばならないのは、状況によっては、母と子が距離をとることが必要な場合もあるということだ。

その一つは、不安定な病状によって、あるいは日常的な虐待によって、子どもに取り返しのつかないダメージを与える危険が大きい場合であり、子どもの問題行動を、親がまったくコントロールすることができない場合にも、検討の対象となる。

しかし、苦慮するのは、特に幼い時期における母親との分離である。愛着形成の臨界期は無論のこと、それを過ぎた時期であっても、子どものうちに、親子が離れすぎることは、予期せぬ副作用をもたらす場合がある。

母親との離別は、その期間が長いほど、またその時期が早いほど、愛着形成の問題、認知的、対人的発達の遅れ、否定的な感情が強まるなどの悪影響が、重度かつ持続的に認められる。したがって、乳児期から幼児期早期においては、母親との離別はできるだけ避け、それが必要な場合にも、可能な限り短期間にすることが第一の原則である。

しかし、母親が非常に不安定で、養育が不能に近い状態に陥っていたり、虐待がエスカレートしかねない状態にあったり、自殺企図の危険が切迫しているような状況にあっては、母親に子どもの養育を委ねておくことは、母子ともにとって有害であり、危険である。そうした場合には、一時的に子どもを母親から離して、母親の負担を減らし、病状の安定化や生活習慣の改善を図ることが必要である。その間は、安定した養育者の手に委ねられるようにアレンジしなければならない。母親の疾患のために、入院が避けられないという場合もある。そうした場合も、母親が子どもの養育を他者に委ねたことで罪悪感を抱くことなく、できるだけ療養に専念できるように体制を組み、母親を安心させるとともに、子どもへのダメージを最小限にする必要がある。これが第二の原則である。

この二つの原則は、子どもを守るために、いずれも重要であると同時に、母親の回復や安定にとっても重要である。

第一の原則を優先するあまり、悪い状況のままに子どもを置いておくことは、悪影響が非常に大きいだけでなく、危険である。しかし、第二の原則ばかりを優先して、リスクを避けるために、母親を過度に遠ざけるということをすると、後で別の問題が生じてくる。両方の観点から、もっとも最善の選択を探ることになるが、もう一つ重要なことは、全か無かではなく、中間的な方法をできるだけ活用するということである。

たとえば、入院が必要な場合でも、できるだけ面会をして、病状が許すならば、母親の腕に子どもを抱かせるといったスキンシップを補うことも重要だ。子どもの面倒を見る方としては、母親にまったく会わせない方が、里心がつかず後で手を焼かなくて済むということで、退院するまで面会に連れて行かなかったりするケースもあるが、それは、脱愛着を進めてしまうことによって、後々母子関係がうまくいかない原因を作ってしまいかねない。病院によっては、母親の病状に影響するという理由で、幼い子どもの面会を制限するところもあるが、これも、管理のしやすさを優先したやり方だと言えるだろう。週に一、二度会うだけでも愛着を維持する助けになる。

母親が養育に当たれない場合、代わりの人が子どもの面倒を見ることになる。その場合、もっともよくないのは、養育者の交替が頻繁に行われたり、複数の養育者が雑然とかかわったりする状況である。たらいまわしの養育を受けた子どもは、脱愛着を引き起こし、共感性が乏しく、人と恒常的な信頼関係をもてない人間に育ってしまいやすい。

愛着しかけたころに養育者が替わるという事態は、破壊的とも言える作用を及ぼし、母親との離別に劣らず有害である。ところが、そうした点についての理解は、まだまだ乏しく、管理する側の都合が優先され、子どもへのダメージはほとんど考慮されていないのが現状である。

養護施設や矯正施設でも、大部分の子どもが愛着障害や不安定型愛着を抱えていることを考えるならば、同じ担当者がかかわり続けることが望ましい。しかし、さまざまな都合上、定期的に担当者が替わるという仕組みが取られていることが多い。学校についても、愛着という観点からは、不安定型の愛着の子ほど、長く継続的に同じ人がかかわることが、問題の修復や克服につながる。ところが、愛着の問題を抱えているような難しい子どもほど、担当者の負担を公平にするという名目で、毎年のように担任が変わることが多い。

人格形成《メンシエンビルドウング》に重きを置くスイスの中等学校や実科学校では、一人の教師が、三年間を一貫して受け持つだけでなく、一部の実技科目を除くすべての教科を教える。シュタイナー教育に至っては、小中の九年間を一人の担任が教える。まさに、わが子同然に、人生をともにしながら教育を行うのだ。合理的な効率主義だけでは、子どもを育てるという事業はうまくいかない。

ましてや、特に乳児期から幼児期早期においては、養育者の交替や多人数保育で子どもの世話をする状況は避けるべきである。実母に代わって、代理的な養育が行われる場合も、一人の人が持続的に、わが子同然に、気持ちを打ち込んでかかわることで、悪影響は最小限になる。

ウィニコットは、親の状態を子どもの養育能力という観点から四段階に分類している。①健康な親、②軽度に病的な親、③非常に病的な親、④子どもを巻き込んでしまう病気をもった親、の四つである。③の非常に病的な親では、子どもの世話が困難なことが明白なケースで、他の人が養育を代わらねばならない。②の軽度に病的な親では、一時的に他の人が代わる必要がある。もっとも難しいのは、④の子どもを巻き込んでしまう親である。

子どもを巻き込んでしまう親では、親は病的な部分をもつ一方で、ある程度の現実対処能力を備えていて、巧みに子どもや周囲をコントロールしているのが普通である。子どもは、親に完全に支配され、親の相談相手、親の保護者、親の召使いといった役割を担わされていることも多い。そうした状況を改善しようとして第三者が介入しようとすると、自分の世界を脅かされると受け取り、たちまちシャッターを下ろしてしまう。そうした気配には、非常に敏感であり、介入しようとする者を「悪者」扱いし、子どもにもそうした見方を吹き込むことで、いっそう立ち入り難い状況にする。

ウィニコットは、このタイプの親について、「私たちは、親が自分の子どもに対してもっている権利を犯さないことには、子どもには何もしてやれない」ので、極力そうした事態は望まないものの、「子どもを精神疾患的な親から引き離す決心をしなければならないときもある」と述べているが、今日では、多くの臨床家や現場担当者に共有されている知見となっている。病的な親から引き離すことで、子どもが劇的に落ち着く場合があることを、ウィニコットは報告している。

実際、私の経験でも、あまりにも病的な親や子どもを巻き込んでしまう親では、親から距離をとり、ときには、事実上の絶縁状態になることで、ようやく子どもが安定するというケースも少なくない。問題は、親と距離をとったり絶縁状態になったりすることで、子どもの方が、自分を責めるような気持ちになりやすいことである。その場合に重要なのは、そうした手段をとることは自立のために必要なことであり、子どもの自立だけでなく、親の自立にとっても、良いことなのであると、本人の勇気を支えるとともに、親を見捨てる自分は悪い子だといった罪悪感に囚われて、動けなくならないように支え続け、守る必要があるということだ。

母親が不安定で、ネグレクトや心理的な虐待を受けて育った女性が、スーパーでおかずを万引きしようとして、施設に送られてきた。かなり元気になって、今後の生活のことを考え始めたとき、彼女は母親のもとに帰るのではなく、グループホームに入居して、母親から離れて暮らしたいと考えるようになった。

しかし、彼女からその考えを聞いた母親は、まるで裏切られたように、ひどく悲しそうな反応を見せた。それを見て、それまで自立に向けて、前向きに努力していた女性は、「急に体から力が抜けたように感じた」という。日課も休み、イライラして本を破いたりした。「ママを悲しませてしまった。ママの悲しそうな顔をみたとき、すごく悪いことをしているみたいで、罪悪感をおぼえた」と語った。本当は、どんな反応を望んでいたのか聞くと、「『よく勇気をだしたね。ママも頑張るから、一緒に頑張ろう』と応援してほしかった」と答えた。だが、母親の望む通りに、このまま自立しないでもいいのかと尋ねると、彼女ははっきりと首をふり、「それは絶対嫌です」と言って、自分の人生を歩んでいきたい気持ちを語った。しばらく落ち込んでいたが、やがてそれを吹っ切ると、自分の決意をいっそう強く固めていった。その後、彼女は、グループホームから社会復帰への一歩を踏み出した。

自立するということは、程度の差はあれ、親から離れていくということだ。親と距離をとることは、ある年齢になれば、ごく自然なことなのだ。一年に一度くらいしか顔を合わさなくても、親は自分の気持ちの中にしっかりといて、見守ってくれていると感じることができればいいわけだ。ところが、シック・マザーに育てられた人ほど、母親から離れられず、母親と必要な距離を置くことさえも、悪いことをしていると思ってしまう。それは、心の中に安定した愛着対象を育めなかったことによる、シック・マザーの呪縛なのである。

自立していくために、親を否定し親から離れていくことも、ごく自然なのだと教えて、心理的な支配から脱するのを手助けすることが子どもの回復には必要である。

こうしたシック・マザーからの心理的支配は、いくつになろうが続いていることが少なくない。十分な距離をとるとともに、親代わりの存在が愛着欲求をほどよく満たし続けることで、初めて安定と成長が得られるということも多い。

二つのケースが教えてくれること

何項目かにわたって述べてきたことを、さらに要約して、その核心を一言で言うならば、結局、安心できる生活の場を確保し、前向きな意味、言い換えるならば、自分は愛されている大切な存在だという感覚を取り戻すことが、シック・マザーとその子どもの回復を促すということである。秩序が保たれた、安心できる生活の場を守ることが、子どもも親も、人生にポジティブな意味を見出すことにもつながるのである。

そのことが、子どもにとっていかに重要で、その破綻が、どれほど深刻な影響を与えるかを考えるために、二人の人物の例を取り上げてみたい。

「悪の哲学」とも称される倒錯的な作品で知られるフランスの小説家バタイユ（Georges Albert Maurice Victor Bataille, 1897–1962）と、女性国際政治学者として活躍したユダヤ人女性ハンナ・アーレント（Hannah Arendt, 1906–1975）である。二人は、一見、対極的とも言える人格と生き方の人物だと言えるだろうが、実は、その生い立ちにおいて、大きな共通点をもっていた。それは、二人の父親がともに神経梅毒によって精神を冒され、看病に疲れた母親がうつ状態に陥っていたということである。しかし、母親の問題への対処の仕方や子どもだった二人が置かれた環境は、大きく異なっていた。その違いは、二人の人格形成に大きな差異を生み出すことに少なからざる影響を及ぼしたのである。

梅毒の父親を捨てたジョルジュ・バタイユ

フランスの小説家で思想家のジョルジュ・バタイユは、親との関係において深い傷を負っていたことで知られる。バタイユの子ども時代を陰鬱なものにしたのは、父親の病気だった。父親のジョゼフ＝アリスティド・バタイユは、医者を志したが断念して役人になった。役人の中でも、会計係や刑務所職員、窓口収入係といった地味な仕事に携わった。窓口収入係の仕事をしていたとき、発病した。目が見えなくなったのだ。原因は梅毒だった。

二男であるジョルジュは、父親が失明してからの子であった。ジョルジュが生まれたとき、父親はすでに全盲で、三年後には、足腰が立たなくなった。梅毒が脊髄を冒したのだ。

病魔に取りつかれた父親のことを、幼いバタイユはどうみていたのだろうか。彼は父親について語ることを避け続けていた。最初は匿名の小説という形で、登場人物に託して自分の体験を語らせた。バタイユが父親のことを直接的な形で語ったのは、彼がもう老年に入ってからのことである。父親のことを、彼は「厭わしい苦行者」と呼んだ。父親を便器に座らせるのを手伝いながら、痛みのため目をむき出しにして苦痛の悲鳴を上げる父親の姿を、少年バタイユは「異様」だと感じてしまった。「いちばん異様なのは、なんといっても排尿時の目つきだった。何も見えないせいで、瞳はしばしば宙に、上眼瞼の下に隠れてしまうのだった。(中略)いつもたいそうはっきり見開いた、たいそう大きな眼をそなえていたが、その大きな眼は、そんなわけで排尿のさいにはほとんどすっかり白眼に変わり、彼だけにしか見えない世界の中で、見捨てられ途方に暮れているようなまったく痴呆的な表情を浮かべ」るのだ（G・バタイユ『眼球譚』、生田耕作訳）。失禁して便で汚染し、激痛に獣のような叫びを上げる父親。しかし、こんな惨めな状態にあっても、少年バタイユは父親を愛していたのである。彼はこう語る。「たいていの男の子が母親のほうを慕うのとは逆に、私の場合は、このような父親になつくのだった」。その愛情は、バタイユが十四歳の年になるまで続いたという。

ところが、十四歳のときに、父親に対して抱いていた愛情が、急激に正反対の感情、つまり憎悪に変わったのだ。それは、母親が不安定になっていった時期のことでもあった。

「最もむごたらしいもののうちに数えられている、脊髄癆《せきずいろう》の閃光的苦痛が絶え間なく彼から引きむしる悲鳴を耳にしても、いまや心の中でひそかな喜びを味わうのだった。（中略）いっぽう、なにかにつけて私は、このとびきり穢らわしい人間と真っ向から対立する態度や意見を採用するのだった」（同書）

父親に対する変心が起きたのは、過敏で批判的な思春期という時期が最高潮に達しようとしていたせいもあっただろうが、もう一つ理由があった。父親の病状は、母親をも精神的に追い詰め、母親も不安定な兆候を見せ始めたのだ。

それは、末期の梅毒により、父親の病状が妄想的な傾向を帯び、猜疑心や嫉妬妄想が激しくなったことも原因となっていた。父親は時々興奮し、医者が妻と二人だけでいると、こう叫んだと言う。

「おい、先生、おれの女房といつまで乳繰り合ってんだ！」（同書）

不安定になった母親は、ある日、思い詰めた行動に走る。自殺をしようとしたのである。最初は屋根裏部屋で首をつろうとしているところを発見された。二度目のときは、夜で、姿が見当たらなくなった。

「こんどは夜中に小川に沿って、身を投げたかもしれないあたりを、私は自分で隈なく捜して廻った。沼地を横切って暗がりを駈けずり廻っているうちに、ぱったり彼女と向かい合った。彼女は腰まで濡れ、スカートは川の水の小便を垂らしていた。自分で川からはい上がってきたのだ。冬のことで、水は凍てつき、それに身投げをするには浅すぎたのだ」（同書）

父親の病と不安定な母親という家庭内の激しい葛藤から、どのようにして子どもは精神の平衡を守ることができるだろうか。バタイユがとった方法も、他の多くの子どもたちがしばしばとるものであった。バタイユは家庭から距離を置くために、寄宿生となった。そこで、彼はバカロレアの試験に合格し、また哲学への志を立てる。だが、それで安全だというわけにはいかなかった。リセの寄宿舎で、彼はしばしば自傷行為に耽るようになった。

「ペン軸をつかみ、それをナイフのように拳に握りしめて、鋼のペンを左手の甲と前腕部に力いっぱい突き立てた」(ミシェル・シュリヤ『G・バタイユ伝』、西谷修ほか訳)

彼は、「逆説的な哲学」という悪の哲学の発想をすでに胸に秘めていたが、同時に、信仰にすがろうとさえした。一九一四年夏、十五歳のときに、洗礼を受けた。そのことには、街を包む不穏な空気も影響していたかもしれない。第一次大戦が勃発して、彼が暮らしていたランスの街の入り口にまでドイツ軍が迫っていたのである。住民たちは避難をはじめた。九月に入ると砲撃が予告もなく開始され、市の中心部は壊滅的な被害を受けることとなった。

家族の間でどういう相談が行われたかは不明だが、バタイユと母親は、病んで動けない父親を置き去りにして、街から退避した。バタイユは「遺棄」という言葉を用いているが、彼らが抱えねばならなかった罪の意識がにじんでいる。その罪の思いは、二度と生きた父親に会うことはなかったという運命によって、さらに上塗りされることとなった。父親の危篤の知らせを受けて、我が家に戻ってきたときには、父親はすでに封印された棺のなかだった。

こうした体験は、彼の中に、罪悪感と冒瀆的な快楽が同居した人格を作り出すことに手を貸しただろう。彼にとって、最悪のものこそが真実であり、見せかけの善など信じることができないまやかしとなったが、同時に、最悪のものに対する憎しみは、罪の意識によって、愛情へと結び付けられるというアンビバレントな構造が育まれたのである。

そうしたアンビバレントな揺れ動きは、彼の人生行路にも表れている。当初、修道士になり、神に身を捧げるつもりだったバタイユだが、結局神学校を去り、パリの古文書学校に進んだ。バタイユの知的好奇心と隠遁生活への憧れが、妥協した結果の選択だった。図書館で研究員をしながら、知的好奇心を満たしつつ、俗世からは距離を置いて暮らすことで、心の平穏を得ようとしたのであろう。

古文書学校在学中には、幼馴染の女性と恋愛もして結婚まで申し込んだが、相手の家族に反対され、断られるという憂き目にあった。父親の病が反対の理由であった。バタイユは深く傷ついたはずだが、表面的には冷静にふるまった。「結局のところ、ぼくはどんな幻想も抱いてはいない。ぼくの結婚が不都合をきたすかもしれないということ、つまりぼくはおそらく他人よりも不健康な子供をもつ可能性が大きいということはわかっている。だから人がぼくを遠ざけるのは無理もないとおもうけど、それならもっと早くそうしてほしかった」(同書)と、相手の女性に宛てた手紙の中で述べている。

二十四歳の年、バタイユは古文書学校を次席の成績で卒業し、マドリッドにあるスペイン高等研究学院に派遣された。それまで模範的ともいえる青年であったバタイユは、このスペインで、別人へと変貌する。バタイユは踊り子の少女やフラメンコ歌手の歌声に、彼が後に「エロティシズム」と名付けた肉感的なイマジネーションの刺激を感じる。そして、彼の「回心」を決定的にする出来事に遭遇する。五月のある日、マドリッドの闘牛場で、バタイユは若い闘牛士が雄牛の角にかかって亡くなる場面を目の当たりにしたのだ。雄牛の角は、三度闘牛士を貫いたが、三突き目は、「右目と頭を深く抉った」。その場面は、衝撃とともにバタイユを魅了した。その魅惑は、彼の心を長く捉え続けることになる。ある雑誌に寄稿した論文でこう述べている。「おうおうにして不快感が最も大きな快感の秘密なのだということを、私はそのときから理解し始めた」(同書)

そのときの体験が、『眼球譚』という後に有名になる作品を、彼に書かせることとなる。敬虔で模範的な暮らしをしていた若者の生活は、急激に崩れ始める。彼は淫売宿や賭博場に入り浸り、賭博場に淫売婦を伴って現れることもあった。その後、表向きは、礼儀正しく、紳士的で、非の打ちどころのない国立国会図書館の図書館員であるという建前を守りながら、私生活は放埒を極め、また偽名を用いて、倒錯的な作品を発表することとなる。それが、バタイユのバランスのとり方だった。

彼は死というものに魅惑され続け、アズテック族の血腥《ちなまぐさ》い人身御供の儀式や「百刻み」の刑のような中国の凄惨な処刑に魅惑され続けた。他人の死に魅惑されただけではなかった。「私自身の死のことが、卑猥であるだけにぞっとするほど欲望をそそりもする汚物のように、絶えず脳裏を離れない」（同書）

バタイユは、自伝的な作品『わが母』の中で、こうも述べている。「私はいっそ処刑されたい……私はおのれの処刑の中で笑いたいのだ」。バタイユにとっては、自らが処刑されるという究極の恐怖は、「神聖な恍惚」と同一だったのである。

この言葉は、近年日本社会に横行する、誰でもいいから人を殺し、死刑になりたかったと語る死刑志願者たちとも重なる。大げさにカモフラージュされた言葉の根底には、自分は誰からも愛されない、死に価する悪い子だという思いがある。

父親の思い出を大切にし続けたハンナ・アーレント

同じように悲惨な体験をしても、それが悪や憎悪や破壊への執着に向かうのではなく、正反対のものに育っていくこともある。ハンナ・アーレントは、『全体主義の起源』という著作により一躍世界的に名前が知られるようになった政治哲学者である。ユダヤ人の迫害によって、国を追われるという体験をしたにもかかわらず、「世界への愛」をもち続け、また私生活においても、愛や友情を大切にした女性であり続けた。

ハンナの父、パウル・アーレントは、東プロイセンの首都だったケーニヒスベルクの中流ユダヤ人家庭の出身で、哲学者カントで有名なアルベルティーナ大学で工学の学位を取得し、電気工事会社に勤めていた。学者肌で、ギリシャ語やラテン語の教養もある読書家であった。母親のマルタ・アーレントは、同じケーニヒスベルクの成功した貿易商の娘で、パリに三年間留学してフランス語と音楽を学んだこともある進歩的な女性であった。明るく、家庭を心地よく保ち、娘の教育にも極めて熱心だった。

ハンナの幼いころの様子を克明に知ることができるのは、マルタが、娘の成長日誌として綴った『うちの子《ウンザー・キント》』と題された詳細な記録が残されているからである。そこには、ときには父親のパウルも記事を書いている。マルタは細心の注意と深い愛情をわが子に注いだ。身体的発達や知的発達だけでなく、今日でいう社会的発達にも、マルタは大きな関心を寄せて、わが子を見守った。幸いハンナは、一人でいるよりも、みんなといるのを好み、誰とでも人懐っこく話し、活発で、生気に富んだ少女に育っていく。家庭には、笑いが溢れ、マルタが弾くピアノに合わせて、幼いハンナが歌う声が響いていた。

しかし、父親パウル・アーレントの体には、すでに病魔が巣食っていた。パウルは、結婚する前に梅毒にかかって治療したことがあり、すっかり完治したと思っていた。結婚するときに、マルタにもそのことは打ち明けてもいた。だが、病気は見えないところで進行していたのだ。

ハンナが二歳半のとき、病気の兆候が表れた。体のフラツキや手の震えが始まり、パウルは次第に真っ直ぐ歩くことも困難になった。梅毒は第三期にまで進んでいた。パウルは会社を辞めざるを得なくなり、それから、二年の間、自宅で寝たり起きたりの生活をすることになった。そうした父親に対して、三つか四つのハンナが示した態度は、「小さなお母さん」のように振る舞うことであった。

だが、進行麻痺の症状は、急速に最終段階に達しようとしていた。精神までもが冒され始めたのだ。父親はしばしば興奮し、恐ろしい状態を呈するようになった。

ハンナが四歳の夏から、育児日誌の記録は、三年半もの間、中断する。その間に襲ってきた混乱と悲しい出来事のため、マルタはうつ状態になり、日誌をつける気になれなかったのだ。マルタは、夫を精神科病院に入院させざるを得なかった。そして、パウルは、そこで亡くなった。三年半後に日誌を再開したとき、マルタはこうつづった。

「苦難の多い悲しい時期を私たちは通り過ぎました。この子は、病気のために父親が恐ろしい状態に変わり果てたのを見たり知ったりしました。ハンナは父親に優しく忍耐強く接しました。一九一一年の夏はずっと父親とトランプをして遊びました。私が彼に荒々しい言葉を投げかけるのを許しませんでした。しかし時には、もう父親がいなければと希いました。ハンナは教えられもしないのに、朝に夕に父親のために祈りました」（エリザベス・ヤング゠ブルーエル『ハンナ・アーレント伝』、荒川幾男ほか訳）

ハンナは父親がもう娘の顔さえわからなくなるまで、母親に連れられて、定期的に病院に見舞いに行った。父親のパウルが亡くなったとき、ハンナは七歳だった。そのとき、ハンナが見せた反応に、母親のマルタは戸惑う。ハンナは傷ついた様子も見せず、母親を慰めようとしたのだ。「ママ、これはたくさんの女の人に起こることだってことを思い出してね」と。事態を客観視することで、試練に耐えようとする態度を、七歳のハンナは身につけていたのだ。

実際、深く落ち込んでいたのは、母親のマルタの方だった。マルタは、わが子を亡き夫の母のもとに預けて、温泉地カールスパートに自分の母親とともに保養に出かけ、ウィーンやロンドンにも足を延ばす。動じないように見えるわが子の状態を過信してしまったのだろう。ハンナが必死に我慢していたということに、母親は気づかなかったのである。

だが、ハンナ自身が母親にそのことを、はっきりと告げているのである。七歳のハンナは、娘を祖父母のもとに残して立ち去ろうとする母親に、子どもらしくない言い方でこう言ったのだ。「子どもを母親から離してはいけません」と。マルタ自身そのことを日誌に記しながら、自分自身が余裕をなくしてしまうと、元気にふるまうハンナの様子に騙されてしまったのだ。

あれほど気丈で、快活で、明るかったハンナだったが、翌年に入ってから、急に病気がちになり、以前の「照り輝く子」ではなくなっていく。ハンナは気難しく、反抗的で、無作法な態度さえ見せた。マルタはわが子のことが理解できなくなり、「私はあの子をうまく育てられない」と感じるほどだった。学校のテストに過度に神経質になり、成績も以前より下がってしまった。自分がユダヤ人だということを、友達の陰口から意識するようになったことも重なっていたかもしれない。

一方では、独立心に富み、活発で社交的な面をもちながら、他方では、母親にべったりと依存して、一人前に近い年齢になっても、「子どものようにお話を聞きながら、母親の膝で丸くなる姿」に、友人たちは驚いたという。

まだ甘えたい時期に甘え損ない、愛情欲求が不充足を味わうと、依存欲求が長く残ってしまうということは、しばしば経験するところである。ハンナ・アーレントのように優れた能力と際立った理性と独立不羈《ふき》の精神に富んだ人物にあってさえ、そのことは真実であり、決して例外ではなかったということである。

幸いハンナは、母親に対する反抗的な態度をそれ以上にエスカレートさせることはなく、基本的には、従順で優しい娘に戻っていき、母親とは常に「友達のように」仲が良いままであったのだが、ハンナの人格には、光と影のようなある種の二面性が残ったことも否定できない。

そうした二面性をさらに複雑なものにしたのは、母親の再婚だった。その背景には、経済的な苦境も影響していた。マルタの実家は、先に述べたように大きな貿易商であったが、父親の死後、また第一次世界大戦の影響もあって、次第に商売が傾き、マルタに入ってくるお金も生活には十分なものでなくなっていた。そんな折、以前からの知り合いだったマルティン・ベーアヴァルトという男性が妻を亡くして困っており、再婚話がトントン拍子に進んだのだ。ベーアヴァルトには、もう成人するくらいの二人の娘がいたが、彼女たちが、音楽の才能に恵まれていたことも、マルタには親近感を感じさせたのかもしれない。実際、マルタは、彼女たちにとっても良い母親となるのである。

けれども、ハンナから見れば、自分一人の母親だった存在が、何人もに共有されるようになったのであるから、愛情不足を感じたとしても当然である。控えめで、家庭的な義姉たちとは対照的に、ハンナはますます跳ねっ返りで強情なところを見せ、突然、家からいなくなったりして、騒動を起こしたのである。十五歳の時には、教師と対立して、放校処分になってしまった。だが、そんな逆境を、ハンナは同学年の生徒たちよりも一年早く大学進学資格試験《アビトゥーア》に合格することで跳ね除けた。母親に見せる、明るく従順な娘の顔の陰で、ハンナは、「憤りに満ちた喪失感」を抱えるようになった。その喪失感は、父親のいないことにも由来していたが、母親が自分だけのものでなくなったことによって倍加されたのである。

その後、ハンナが引き起こすいくつかの恋愛事件には、ハンナが抱える愛情と関心への飢餓が滲み出している。最初の相手は五歳年上の青年だった。その恋愛の発覚は、学校当局からにらまれるという危険な事態を招いたが、再び放校処分になるような下手は打たなかった。自然に解消されたのだ。

しかし、十八歳のときに起きた恋愛事件は、ハンナの心に生涯にわたる痕跡を残した。相手は、マールブルク大学の若き教授、マルティン・ハイデガー（Martin Heidegger, 1889-1976）だった。言うまでもなく、『存在と時間』で知られる世界的大哲学者である。ハイデガーは、ハンナより、十七歳年上の三十五歳の男盛りで、妻と二人の幼い子どもがいた。まだ、『存在と時間』は世に出ていなかったが、ハイデガーの講義は、学生の間で高い人気があった。

だが、恋愛の発端は、ハンナではなくハイデガーが作ったのだ。美しい女子学生に声をかけたのは、ハイデガーの方で、教授室に来るようにと告げたのだ。憧れの教授から特別な関心を寄せられたハンナが、一気に恋愛モードに入ったとしても、それは仕方がないことだろう。ハンナは、ハイデガーに熱烈な手紙を書き、また、自分の自伝的な小説を見せたりした。ハイデガーも、父親のいない孤独な娘に、親身な言葉で、助けになりたいと応じたのである。

二人の関係が肉体関係にまで発展するのに、それほど時日は要しなかった。二人のどちらにとっても、それは危険な関係であった。ハンナは、別人のような慎重さで、ハイデガーに仕えた。二人で暗号のような合図を決め、ことが発覚しないように細心の注意を払ったのだ。しかし、ハンナは次第に疲れていき、ハイデガーのもとを去る決意をする。ハイデルベルク大学に移ったのである。しかし、その後も、ハイデガーから誘いの連絡が来ると、ハンナは関係を拒むことができなかった。

二人は、マールブルクとハイデルベルクの中間にある駅で落ち合い、つかの間の逢瀬を貪ったのだ。しかし、それも終わりを迎える。始まったときと同じように、ハイデガーの意向によって。ハイデガーは正教授への昇進が内定し、ユダヤ人の女子学生と、これ以上危険な関係を続けるわけにはいかなくなったのである。

ハンナは、理想の父親でもあった存在から、自分が捨てられたことを知ったのだ。ハンナが、ハイデガーに宛てた手紙は、彼女にとって、ハイデガーがどれほど大きな存在であったかを感じさせる。

「あなたはもう来てくださらない――そのことは理解したつもりです。あなたが示してくださった道は、私が考えていたよりも長くて、もっと険しいのです。それは長い人生ぜんぶを必要とします。それでも私はみずからに孤独を課してこの道をゆく覚悟です。これが生きていける唯一の可能性なのですから。もしあなたへの愛を失っていたら、私は生きる権利を失くしていたことでしょう。あなたを愛しています、あの最初の日に愛したのと同じように――このことをあなたはご存じです、そして私もつねに知っていました。『そしてもし神がおわしますのなら、わたしは死んだのち、あなたをもっと愛すでしょう』」（エルジビェータ・エティンガー『アーレントとハイデガー』、大島かおり訳、一部再構成して引用）

ハンナは、別の男性と巡り合い、幸せな結婚生活を過ごすことができたが、夫の死後、ハンナが晩年を過ごした自宅の机の上には、家族の写真とともに、ハイデガーの写真が飾られていた。

父親を残酷な病で失ったハンナは、理想の父親という幻に、もう一度捨てられねばならなかった。しかし、それでも、ハンナは命を絶つこともなく生き続け、「世界への愛」を失うことなく、それを政治哲学という領域において結実させていく。

梅毒の父親をもつという同じような体験をしても、ハンナは、人生に対して悲観的で、倒錯的な考えに陥らずに済んだのはどうしてだろうか。悪の快楽に嗜癖することなく、人間性の善なる部分を信じ続けることができたのは、なにゆえだろうか。ハンナが、比較的まだ幼い時期の出来事だったことが、幸いしたのだろうか。それは、首肯《しゅこう》できない。二歳半から七歳という時期は、心にもっとも深い痕跡を残し得る時期である。

一つ言えることは、バタイユの母親は、夫がひどい状態になっても自宅で介護を続けたことによって、いっそう追い詰められたのに対して、ハンナの母親は、夫を入院させる決心をし、それによって、ハンナは、父親の末期の恐ろしい状態に絶えずさらされることなく過ごすことができたことである。そのことは、ハンナの成長を守ったであろう。バタイユは、寄宿舎に入ることで、そして、父親を戦場に「遺棄」することで、父親から逃れるしかなかった。

もう一つは、母親の態度であろう。ハンナの母マルタも、うつ状態に陥ったり、ハンナを祖父母のもとに預けて、保養に出かけてしまったり、ということがあったものの、娘の前で取り乱したり、不安定になったりすることは避けられた。マルタは、再婚して後も、公然と前夫の思い出を大切にしており、ハンナが成人した後も、父親と婚姻届を出した民事裁判所の隣にあるレストランで、二十五周年の結婚記念日を祝ったほどである。マルタのそうした態度は、娘ハンナにとって、大きな信頼感につながったであろう。残酷な仕方で父親を失っても、ハンナは、父親を大切に思い続けていたのだ。そして、信頼関係とは、大切なものを共有できるということでもある。

言い換えるならば、ハンナの母親は、自分の周りで起きていることをコントロールし、一定の秩序を与えることができた。バタイユの母親は、自らも混乱の阿鼻叫喚《あびきょうかん》に呑み込まれて、コントロールを失ってしまった。子どもにとって、それは、いっそう大きな不安と脅威を引き寄せる。

医療少年院で出会う子どもたちは、しばしば混乱と無秩序の中で暮らしていた。通り魔殺人を企てた少年、倉庫に放火して捕まった少年、彼らの母親は、バタイユの母親どころではないほどに、混乱し不安定であった。

結局、子どもの世界をどれだけ守ってやれたかということでもあろう。子どもの世界を、脅かすものから、子どもを守れるかどうかが、子どもの運命を左右するように思える。

あるサバイバーの場合

最後にある一人の女性のケースを述べよう。この女性の人生をたどることは、シック・マザーに育てられることが、その子どもにとって、どういう事態を意味するか、そして、その後、何を引き起こし、そこからどうやって回復していくかを教えてくれる。

その女性の母親は、彼女が幼い頃に、父親と離婚していた。母親は、慢性的なうつ状態を反復していたが、それは、夫と離婚する以前から始まり、夫との離婚によって、さらに悪化した。そのため、母親は彼女にあまり熱心な関心を向けることができなかった。

しかし、その女性は、一度も自分が不幸な子どもだったと思ったことはなかった。彼女は、学校で良い先生や友人に出会えたし、成績も良かった。ただ、幼い子どもの頃のことを尋ねられたとき、思い出せることが、ごく少ないことに気づいていたが。

思い出の数。それは、幼い頃に撮られた写真の枚数のようなものである。母親が生き生きと元気で、歓びに満ち、わが子にありったけの関心を注いで、それを楽しんでいるとき、そこには多くの思い出が、写真やビデオといった痕跡と一緒に残される。しかし、母親がうつ状態に陥っていたり、何らかの事情で病んでいれば、子どもへの関心は薄らぎ、日常のニーズを満たすことだけで精一杯で、楽しい思い出になるような関わりもできなければ、わが子の様子を写真やビデオに収める余力もない。

過去に向き合いたくない事情が加われば、親が積極的に思い出を排除してしまうこともある。思い出は、単なる出来事の記憶ではなく、親が子に何度もそのことを語り、思い出させる行為を繰り返すことによって、確立されていく。親が思い出すことを語り避けて、過去のことを語ろうとしなければ、子どもの中に思い出は形成されにくい。子どもが思い出したくないという面もあるが、親が思い出したくないことの反映である面も強い。

養護施設に入れられた子どもや、少年院にやってくる子の場合、その傾向は顕著である。多くの子どもが、幼い頃の思い出を聞いても、あまり思い出せないことが多い。残された写真の数も、驚くほど少ない。幼い頃の自分を映した写真が、一、二枚しかないという子もいる。

話を、この女性の人生に戻そう。彼女の場合、特徴的だったのは、母親とずっと一緒に暮らしてきたにもかかわらず、母親との思い出はわずかで、祖父母や学校についての出来事の方がまだ多く思い出せるという点だった。

少ない思い出の中で、特筆すべき出来事として記憶に残っているのは、七歳のときに、父親に会ったときのことだ。彼女にとっては、それが唯一の父親との思い出である。彼女は、父親の家に遊びに行くことを許され、そこで休暇を過ごしたのである。父親は再婚していて、二人の幼い異母妹がいた。彼女は、そこで楽しい時間を過ごしたのである。だが、帰宅して、息せき切って、その体験を語ろうとしたとき、自分の思い違いに気づかされる。母親は、そんな話は聞きたがっておらず、この家では、父親はもういない存在だということに。

九歳のとき、母親が再婚して継父がやってきた。異父妹と異父弟が生まれた。傍目には、両親と子どもがいる普通の家庭だった。しかし、母親のネガティブで批判的な傾向は強まるばかりで、増えた家族は、それをぶつけるための格好の「標的」をたくさん用意しただけだった。中でも、母親の不満の一番の標的となったのは、彼女である。「私がしたことは、何一つ正しくなかった。私がしたことは、何一つ十分でなかった。要するに、母の人生の間違いのすべては、私のせいだったと、母は言いたかったのである」。

とは言え、母親は、彼女をあからさまに罵ったり否定するわけではなかった。それは、母親として心配しているという体裁をとりながら、娘に助言するという形で行われた。「どうして～できないの？」「どうして、そんなことになるのかしら」「せめて～だけでもしておいてくれたらね」「あんたは、いつもこうだから」といった遠回しで、婉曲な言い方で、否定だけを与えられるのだ。

並の子どもであれば、それだけ力を奪われれば、自信がないだけの人間に育ったかもしれない。しかし、彼女は人一倍の頑張り屋だった。母親に認めてもらおうと、いっそう頑張った。だが、母親の要求はいつも一方的なものだった。彼女がいくら頑張っても、彼女が望むものは手に入ることはなかった。

数年後、母親と最初の継父との関係が破綻すると、しばらくして、別の男性が、新しい父親としてやってきた。この男性に、彼女はよく懐いた。

「人前では、母は私や新しい父のことをよく思っているような言い方をしたが、聞こえないところでは、私や夫のひどい所業でどんなに傷ついているかを、友達にこぼしていた。母の親しい友達が、私を脇に呼び寄せて、もっと母の支えになって、大切にしてあげてと、説教してくることも、一度や二度ではなかった」

母親と新しい夫の関係も、「重い十字架」に変わりはじめていた。娘が、彼に懐くことも、母親にとっては、自分をないがしろにした忌々しい事態でしかなかった。

「母親はアパートのドアを閉めきって、アルコールの力を借りながら、われわれのどちらかを捕まえては、もう一人の悪口を吹き込むのだった」

しかし、もう二十歳になった娘は、母親に以前ほどコントロールされなくなっており、逆に母親の姿に、客観的な眼差しを注ぐようになっていた。

彼女が二十三歳のとき、母親が自殺未遂を起こした。このとき初めて、彼女は母親がうつを抱えていたことを知るのである。この衝撃的な出来事は、母親に対する愛情を呼び覚ますきっかけとなったかもしれなかったが、そのとき母親が発した一言が、その展開を不可能にした。胃洗浄によって意識を回復した母親は、こう言ったのだ。

死のうとしたのは、おまえが愛してくれないからだと。

この母親の自殺未遂をきっかけとして、彼女が向き合うことを避け続けてきた問題が、雪崩を起こしたように襲いかかってきたのである。彼女は、普通の母親に普通に育てられ、特別不幸でも幸福でもない人生を歩んできたと思っていた。その心理的な防衛に亀裂が入り、一気に崩れ始めたのだ。

母親の自殺未遂から間もなくして、義父は姿をくらました。だが、彼女は母親ではなく、義父の方に共感した。彼女も、「できるものならば、喜んでそうしたかった」からである。

彼女の母親に対する気持ちは、自殺未遂事件以降、ガラッと変わってしまった。それまでの、母親を求め、認めてもらいたいという気持ちに変わって、憤りと怒りが表面に現れた。それは、自分自身に対する不満や嫌悪の念と、分かちがたく結びついていた。

彼女は、母親から距離をとることで、安定を保とうとした。まずは自分自身のアパートを借りて自活することで。しかし、それは十分なシールドにはならなかった。もっと大きな距離をあけるために、彼女は外国人の男性と結婚し、数千キロ離れたところで暮らすという道を選んだ。それは成功したかに見えた。だが、男性との結婚は失敗し、彼女は母親のもとに戻って暮らすという惨めな思いを味わうことになる。

それは、母親に認めてもらおうとした試みが失敗だったことを示すのみならず、母親が昔から言い続けてきた言葉、あんたはダメな子だ、あんたは失敗するという予言的な呪いを、結果的に実現してしまうことでもあった。彼女も母親と同じく、娘を抱えたシングルマザーとなり、おまけに母親のもとに出戻ってきたのだ。

取り戻しかけていた彼女の自尊心や自信は傷つき、怒りと自己否定が渦巻くばかりだった。母親との関係も、ぎくしゃくし通しだった。母親に対しては、刺々しい怒りしか感じなくなっていた。母親が亡くなったとき、彼女は、解放感とともに無念さと後悔がないまぜになった思いを味わったのである。

母親に対する否定的な気持ちに変化が兆すきっかけとなったのは、彼女自身が娘を抱えたシングルマザーとして、うつを経験し、その回復過程において、母親との関係に向かい合うようになってからだ。彼女は、母親と自分との関係をたどり、母親のことを客観的に振り返るだけでなく、母親の状態と、自分の陥った状態を重ねて考えたときに、初めて母親がどういう苦しみを味わっていたのかを理解したのである。彼女は、次第に、母親が娘に対して関心が乏しく、彼女のことよりも、自分自身の心配ばかりしていたのは、母親の心が卑劣で愛することができないからではなく、うつを抱え、それを引きずっていたためではないかと考えるようになった。

ここで種明かしをすることになるのだが、実は、この女性とは、アメリカの作家であり、母親のうつに関する著作をいくつか発表しているアン・シェフィールド（一六一ページ）である。彼女は、まさに、この問題に取り組むことを通して、自分自身が味わったものの正体が何であったかを突き止め、それを乗り越えようとしたのだと言えるだろう。

それは、永遠のテーマ

シック・マザー体験は、ときには生涯をかけて克服する課題だという場合も少なくない。生涯をかけても克服しきれないこともあるだろう。だとしても、その問題から目をそむけ続け、自分に何が起きたのか、何の自覚ももたないままに、人生を終えてしまうよりは、ずっと好ましいと思える。その自覚が、少しずつ人生を目に見えない支配から救い、次の世代への破壊的な伝播を、いくばくかでも食い止めるに違いない。いや不幸の連鎖を食い止められるとしたら、そうすることによってでしかないのだ。

今や大人となった、シック・マザーに育てられた子どもたちにとって、それは、自分自身の中の偏りと、その原点となった体験に向き合うことに他ならない。ただ、それは記憶にさえない過去を含み、まるで出土した土器に記された古代文字を解読するような作業だろう。だが、シック・マザーという光を当ててみれば、今まで意味の分からなかった記憶の断片が、一まとまりの意味を帯びて、大きなストーリーの全体像を浮かび上がらせるだろう。

それは、見る角度によって微妙に姿を変えるホログラムのように、確《しか》とはつかみ難い部分もあるが、間違いなくその目でとらえることのできる一つの真実である。直視するのを避けてきた出来事だったかもしれないが、自分自身がそのとき体験をしたこと、今自分がこうして存在していることは、連続した一つの軌跡としてつながっているのである。そこには、自分がなぜこうした軌道を描いて生きてきたのか、他の無数の可能性の中で、この一つの軌道を選ぶことになったのかに思いを致すことになるだろうし、もしその軌道が不幸なものだとしたら、それを修正する第一歩ともなるだろう。

そして、心の傷を抱え苦悩するシック・マザーたちにとっては、子どもの問題を契機として、自分自身の問題やその背景に向かい合うということである。

子どもに現れた問題は、子ども自身のＳＯＳであると同時に、母親に問題の所在を知らせ、問題に向き合わせようとする子どもからの無言のメッセージでもあるのだ。

子どもは本能的に何かがおかしいと感じとり、このままではいけないということを、身をもって知らせようとしているのだ。

実際、子どもの問題をきっかけに、それをただ子どもの問題で終わらせずに、自分や家族全体を振り返るきっかけとしてとらえて、目覚ましい人格的な成長を遂げる人も決して少なくない。それは困難な課題だが、子どものためにも、自分自身のためにも、是非とも克服しなければならない課題なのである。

このように、シック・マザーの克服という問題は、その人の立ち位置によって、それぞれ見え方が異なってくる。子どもに生じているさまざまな問題に対処しようとしている人、病や困難を抱えながら、子育てを行っている最中の母親、そして、シック・マザーに育てられ、すでに大人になった人たち。それぞれの立場によって、シック・マザーの克服という意味は違ってくる。どうすれば、子どもを守り、生じている問題を改善できるのか。弱っている母親が、シック・マザーの状態を脱するには、何が必要なのか。シック・マザー体験を生き延びて大人となった子どもたちは、その影響をどう克服したらいいのか。

だが、これらの問いに対する答えは、それぞれ異なるように見えて、実は、同じ一つのことの言い換えであるということに気づかれただろう。シック・マザー体験は、さまざまな顔を持ちながら、しかし、その本質においては同じであり、誰にとっても究極的には、変わることのない一つのテーマ、母親の愛と自立を手に入れるという永遠のテーマに向き合うことなのである。その意味でも、シック・マザーの克服という課題は、母親一人の個人的な課題にとどまらず、家族全体の、そして社会全体の大きな課題なのである。

おわりに

シック・マザーの問題に向き合うのは、決して生易しいことではないし、もちろん愉しいことでもない。本書を読んで、問題の近くにいる人ほど、心がふさがるような重苦しい思いや、ときには胸を切り裂かれるような痛みを覚えたに違いない。そこには、あまりにも過酷な状況の中で必死に生きようとしている母親と子どもたちの叫びや悲しみが詰まっているからでもあり、まだ終わることのない苦悩と闘いが続いているからでもあろう。

子育てに悩んでいる母親だけでなく、それを立派にやり遂げた人たちや、シック・マザーとその子どもたちを支えようとしている専門職の人でさえも、程度の差はあれ、自分自身と親との関係、あるいは自分の子育てと重なるものがあったのではないだろうか。

取り上げたケースや事実から、心の中に、さまざまな光景や状況が去来したかもしれない。自分が背負ってきたものが、どれほどのものであったかを振り返って、気の遠くなるような思いを味わった方もいるだろう。それは、まだ痛み続けている生傷と、拭いきれないほどの涙を思い起こすことだったかもしれない。自分の抱えている傾向やその由来について、改めて考えた人もいるだろう。今まで気づかなかった支配や影響を、自覚したという人もいるだろう。大きな苦難やリスクの中で育ちながら、よくこれだけ無事に大きくなれたものだと、支えてくれた人たちに思いを寄せ、また、自分の強さや幸運を感じた人もいるかもしれない。これまで、断片的に散らばっていた思いが整理され、新たな視点を得るきっかけになれば幸いである。

そして、本書が語ってきた夥しい事実が示しているのは、シック・マザーの問題が出口のない絶望ではなく、希望への道を照らすものだということである。そこには、回復のチャンスがあるのだ。それも、身近に実践できるところに。重い障害や非情とも言える運命を背負っているケースでさえも、それを一歩ずつ乗り越えていくことができるのである。

ただ、できることならば、余分な傷を子どもが負うことなく育てるように、母親や子どもが守られる仕組みが整うことを願わずにはいられない。それは、一人ひとりの子どもを守るだけでなく、社会の未来を守ることにもつながるのだから。

シック・マザーの問題は、決して母親一人の問題ではない。それは、母親の抱えている問題が子どもに及ぶというだけでなく、母親もまた、一人の子どもとして、その親や家族から影響を受けてきたということである。また、もう一つ忘れてならないのは、夫やパートナーとの関係も、深くかかわっているということである。シック・マザーひとりでは、シック・マザーとはなりえない。さらに言えば、どんな母親も、最初から、母親になる能力が与えられていたわけではない。幼い頃から長い時間をかけ成長する中で、母親となるために必要なものを授けられ、培われてきたのである。母親がシック・マザーの状態に陥っているとしたら、母親を育て、支える家族や社会の力が不足しているのである。

二〇一一年三月十一日、未曾有の巨大地震が東日本を襲った。想像を絶する津波に加えて、レベル7の原発事故が、被害を歴史に例を見ないものにした。深刻な財政危機と経済低迷の最中の惨事に、日本は終戦以来もっとも厳しい国家的危機を迎えている。しかし、その激烈な痛みによって高まった危機意識や共同体精神は、国家再生の原動力ともなり得るだろう。国の繁栄を支えてきたパラダイムが、大きく見直しを迫られているのである。これを機に、産業や社会の在り方自体も変貌を遂げる可能性がある。

国を揺るがす大事の前では、子育てや親子関係といった日常的な問題は、些末なこととして霞みがちだが、その実、人びとの幸福を本当に左右するのは、その部分の営みではないだろうか。それが、人と人との絆を結び、社会を成り立たせていく根幹を育んでいる。近年、この国を蝕んできた崩壊の真の原因は、むしろその点が疎かにされてきたことにあるように思えてならない。日本の再生のために求められるのは、その根幹を大切にした社会を取り戻すことではないだろうか。

東日本大震災の犠牲者のご冥福と被災地の一日も早い復興をお祈りするとともに、この危機をきっかけに、被災地の再生が、人と人との絆を礎にした新たな社会のモデルとなり、日本社会の再生にもつながることを切に願うばかりである。

末筆ながら、本書の執筆に当たって、熱意ある励ましと的確な助言を頂いた、筑摩書房の磯知七美氏に、感謝の意を記したい。

二〇一一年五月

岡田尊司

文庫版あとがき

本書が『シック・マザー』（筑摩選書）として発刊されたのは、二〇一一年六月のことで、もう十年以上の歳月が流れたことになる。十年一昔というが、文庫版を出すにあたり、改めて読み返してみて、本書で述べたことは、過去のことになるどころか、ますます現代的な、身近な問題として、多くの人の身に迫ってきているのを感じる。

本書で言う「シック・マザー」とは、心身に不調や病を抱えているため、子どもに対して十分な愛情や保護を与えられず、母親が母親としての機能をうまく果たせなくなっている状態を指す。シック・マザーに育てられた子どもたちの多くは、内面の不安定さや心の傷を抱え、それが生き方や対人関係の苦しみとして現れる。それは時に子ども自身の障害となったり、極端な場合、犯罪に向かわせたりするケースもある。

当時は、こうした事例にかかわる専門家においても、まだ遺伝要因ばかりが重視される風潮が強く、診断も発達障害一辺倒であったが、この十年の間に、愛着障害や不安定型愛着スタイルについての認識も急速に広まり、養育要因などの環境要因が改めて見直されてきている。私自身、不安定な愛着が根底にあるケース、つまりここで言う「シック・マザー」やその子どものケースでは、本人の障害や疾患として対処するだけでは改善が難しいことを悟り、愛着関係に手当をし、その部分の安定化を図ることで、改善の突破口を開く「愛着アプローチ」の臨床に取り組んできた（詳しくは『愛着障害』〈光文社新書〉、『愛着アプローチ』〈角川選書〉などを参照）。

また、不安定な愛着を自ら克服するための「両価型愛着改善プログラム」などの愛着改善プログラムを開発し、志を共有できる心理士らとともに実践してきた。まだ道半ばとはいえ、境界性パーソナリティ障害や愛着トラウマ（複雑性PTSD）をはじめ、これまで改善が非常に困難とされてきたケースにも、克服の道筋を示すことができるようになってきている。

*

こうした問題に私を駆り立ててきたものは、一つは、以前勤務していた医療少年院で出会った悲しい境遇の子どもたちとの出会いから学んだことだったが、さらに遡って考えると、そこには私自身の幼い日の体験がかかわっているのかもしれない。

一昨年（二〇二〇年）、私は母を亡くした。母は幼くして自らの母を亡くしたこともあり、また不幸な結婚により、人に言えないような苦労を味わったことで、体の病に倒れただけでなく、精神的にも不安定なところを抱えていた。本書の第一章でも少し触れたが、私自身、シック・マザーに育てられた子どもだったのである。ついでに言えば、父もまたそうであった。

それについては『母親を失うということ』（光文社）に書いたので、詳しくは触れないが、母の人生は、愛着の課題、いうなれば、シック・マザーを乗り越えようとした人生だったように思う。母は母なりの努力と忍耐によって、その困難な道のりを全うした。

だが、母に育てられた私もまた、母の苦闘に巻き込まれざるを得なかった。幼いころの私の願いはと言えば、多くのシック・マザーに育てられた子どもと同じように、母にもっと幸せになってほしいということだった。ところが、シック・マザーの子どもにみられがちな問題を一通り呈してきた私は、私の願いとは裏腹に、母の手を焼かせ、悲しませることも多かった。それでも、母はとことん私に向き合い続けてくれたので、また、母自身が、自分の課題を乗り越えようとする姿を見せてくれたことで、私は、どうにか自分の人生に投げやりにならず、曲がりなりにも今日まで生きてこられた。

シック・マザー体験は、大きな試練ではあるが、だからといって、何かを諦める必要もない、克服が可能な試練なのだということを、母や自分自身の体験が教えてくれたともいえる。

そうした体験とこれまでの臨床で得てきたものを、多くの方に取り組みやすいように作り上げたのが、先のプログラムということになろうか。幼い子どもだったときの、母に幸せになってほしいという願いが、母と同じように不安定な愛着に苦しむ人を救うのに少しでも役立てるとしたら、不幸はただ連鎖するばかりではないのかもしれない。

子どもが幸福でない社会に未来などあろうはずがない。子どもが幸福であるためには、母親が幸福であることが一番だが、母親がシック・マザーになったとしても、それをともに乗り越えていける社会こそ、本当に幸福な社会と言えるのではないだろうか。

二〇二二年春

岡田尊司

解説　憎しみから愛へ――シック・マザーを乗り越えて

咲セリ

「太陽みたいなお母さんでいてほしかった」

『病める母親とその子どもたち』を読み始めてすぐ、この言葉に触れた時、私は、子どものように泣いた。

私自身も、ずっとずっと、そう思って生きてきたから。それが、四十三歳になった今でも、求め続けている唯一の望みだから。

私は、シック・マザーのサバイバーだ。

本書を読み終え、私は、そう確信した。

私の母は、梅雨と台風が代わる代わる訪れるような人だった。いつもは、まるでやまない雨のように沈み、怯《おび》え、時折、予測のつかない暴風雨を巻き起こした。

私は、だから、そんな母を照らすため、自身が太陽のようであらねばと思っていた。

物心ついた時から。私は、母を温め続けた。

本書には、こう書いてある。

「子どもにとって重要なのは、病名が何かよりも、母親が幸福であるかどうか、母親が喜びの笑顔で自分を見てくれているかどうか」

幸福とは縁遠い場所に母がいたことは、幼い私の目から見ても明らかだった。

記憶の中の母は、いつも泣いている。日によっては、楽しげにしていたこともあったけれど、それが、瞬時に号泣へと変わってしまうのだ。

父のせいで——。

私の父は、モラルハラスメントがひどく、お酒を飲むと、それはさらにエスカレートした。高校時代に先輩後輩としてつきあいのあった父と母との関係は、結婚後も上下関係以外の何物でもなく、母は常に父の一挙手一投足に怯えていた。

父を怒らせないように、最大限に気を遣い、父の顔色をうかがった。父がお酒を飲み始めると、おどおどして、目の前に私がいることなんて、もはや忘れてしまったかのようだった。

父の怒りの矛先は、時として、私に向かうこともあった。生活態度のこと。勉強のこと。たまたま父の目についた言動のこと。

そのたび、母は私をかばうことなく、泣いて謝るか、貝のように口を閉ざして、耐えるように、その暗闇の時が過ぎるのを待った。

思えば、あの時、母は、うつを患っていたのだと思う。しかし、当時は、うつ病なんてものが、一般的ではなかった。母は、自分が心を病んでいるとは思わず、父がいる間中、暗い顔をし、いつ罵《ののし》られるかわからない不安にさいなまれていた。

特に、子どもの心の成長にとって重要な二歳までの間、他の子よりも過敏で手のかかった私に父は愛を注げず、母はいつも怒られていた。ともすれば、毎日のように、泣く私を泣き止ませられない母は、存在を否定されるかのごとく、罵倒されていた。

そうした状態で、心を病まない方が難しい。

私が、そんな母をなんとか守りたいと思うようになったのは、いつからだろう。

私は、岡田先生の言う「気象予報士」のように（五五ページ）、母の精神の不安定をいつも気にし、母が悲しんでいないか、母が泣かないか、強迫的に心配していた。父が帰ってくると、張りつめたピアノ線のようにピンと意識を母に向け、父が怒りそうになると、私はわざと馬鹿げたことをして道化に徹した。

母を助けたかった。そのためなら、私自身のことなんて、どうなってもよかった。この閉ざされた家庭の——世界の中で、母を救えるのは、自分しかいないと思い込んだ。それは、重い十字架だった。

気が付けば私は、母の父に対する不安が伝染したかのように、父に恐怖心を抱くようになっていた。母が怯えるたび、私もこの世の終わりのように怯え、父が家にいる間中、生きた心地がしない日々を送った。

父に怒られると、自分ができそこないだから罵倒されるんだと自分を責め、そんな父を否定しない母の態度に、私の自己否定感はみるみる高まっていった。

私は、小学生の頃から、いつ天災が起こるかわからないような、不安定な精神の中にいた。

そして、家で何かがあった翌日は、やつあたりのように、クラスメイトを「いじめ」た。

そんな私が、「守りたい存在」から、「憎い存在」へと、母に対する認識を変えたのは、中学も終わりに近づいた頃だ。それまで、「かわいそう」だと思っていた母が、結局、父から私を守ってくれない「弱い」だけの存在だと気付いてしまったのだ。

それは、まさに岡田先生の書く感情の変化そのままだった。

私が、こんなに母を気にかけても、母は、私に感謝すらしない。いつも、自分を被害者だと思っている。

私は手のひらを返したかのように、母への幻滅を感じた。母が重苦しい表情をしているたびに、「自分だけ不幸な顔をして」と苛立《いらだ》ち、泣いているたびに「泣けばすむと思っている」と、憤った。

その頃から、私は、家庭内暴力を行うようになった。部屋中の本を破いたり、ベッドをカッターで切り裂いたり、壁を蹴って、借り物の社宅に穴を開けたりもした。止めに入った母に噛みつき、父が乗り移ったように罵った。

暴力は、高校に入る頃には、自傷行為に発展した。お決まりのリストカットは勿論のこと、髪の毛をばっさり切り刻んだり、市販の頭痛薬を一気飲みしたりした。「死にたい！」と叫んでは、家中のものを壊し、母に暴力をふるった。

心の底では、願っていた。

母が、暴れる私を抱きしめ、「愛してる」と、強い愛で包み込んでくれることを。母親らしく、抑えきれない私の衝動を、慈しみを持って、なだめてくれることを。

だけど、母は私に翻弄され、怯え、また泣いた。

私は、母にとっての「腫物」になり、母をさらなるうつ状態に追い込んでしまった。

そうして、私は十六歳で家出をし、体を売って一人暮らしをはじめた。

生まれてはじめて、愛されていると思った。必要とされていると思った。

だから、自分が、生きていてもいいのだと――。

私にとって、抱きしめてもくれない母よりも、私を撫《な》で、甘い言葉をささやいてくれる見ず知らずの男性のほうに愛を感じた。

たちまち私は、自分を性の対象として見てもらわなければ安心できない「性依存」に陥っていったのだ。

数々の依存症、摂食障害を経て、「境界性パーソナリティ障害」を発症したのは、二十代になってからだ。いや、本当は、暴れ始めた思春期から、その兆候はあったのかもしれない。

十八歳の時、今の夫と出会い、二十二歳で同棲を始めたが、穏やかな暮らしは続かなかった。

私は、彼の愛情を信じられなくて、かつて母にそうしたように、暴力をふるった。

「私なんか、捨てろ！」

「捨てられないなら、殺せ！」

そうわめきちらしては、自分の背丈ほどある観葉植物を持ち上げ、彼に殴りかかった。部屋中が砂だらけになる。やがて、私は、リストカットを繰り返し、自殺未遂をするようになった。

私は、知っていたのだ。

私に目を向ける余裕もなかった母が、私が取り乱した時だけは、自分を見てくれたことを。それを彼にもしようとしてしまった。

小さな頃から、母に肯定された記憶も乏しく、私は自己肯定感が異常に低かった。だから、自分のような人間が、愛されるわけがないと信じ込んでしまっていたのだ。しあわせになりたいのに、しあわせになりそうになると、それを壊さずにはいられない。

優しい言葉を、信じることができない。

人との適切な関わり方を、私は、教わらずに大きくなってしまった。

ところが、そんな母は私に、「ずっと、自分のことよりも何よりも、あなたが大切で、愛していた」と言うのだ。生まれた時、体の弱かった私をつきっきりで看病した。夜泣きがひどく父に怒られるたび、抱っこして、夜の街をあてどもなく歩いた。こんなに愛情を傾けた存在はいなかった、と。

そう言われるたび、私は、逆に責められているような気持になった。

それなら、こんなふうに愛情を感じられない人間に育ってしまったのは、私自身のせいなのか？

母は、何も悪くなく、私が勝手に、母の愛を受け取れなかったのか？

母という存在は、私に、常に罪悪感を与え続けた。

そんな母が、父と離婚したのは、母が五十代の時。泥沼の離婚劇の中で、それでも母は、父から独立し、それまで趣味でやっていた陶人形作家として、生計を立てていくようになった。

母は変わった。お金はなく大変そうだったけれど、恐れ、ふさぎこみ、自分を殺して生きていく人生から脱却することができ、水を得た魚のように生き生きとしはじめた。弱かった母は、少しずつ自立し、強さを手に入れようとしていった。

私は、そんな母を、ようやく軽蔑せずにすむようになった。

私が、うつ病を患い、起き上がることもできなくなっていた時のことだ。私は耐え切れず、母に電話をした。

昔の私なら考えられない。それでも、どん底まで沈んでしまった私は、無意識に母を求めたのだろう。

母から、食事はどうしているのかと聞かれ、「私は何も食べられないから、夫は自分の分を買ってきて食べている」と話した。すると、その日から、母はお惣菜を持って家を訪れてくれるようになった。

最初は、緊張した。母に弱いところを見せるわけにはいかないと、そのたびに、這うようにして掃除機をかけた。だけど、しだいにそれもできなくなり、心配そうな母の前で、寝たきりで過ごすようになった。

涙がとめどなく溢れてくる。

母は、そんな私にどう対応していいかわからず、「自分がいて嫌じゃない?」と、何度も確認した。相変わらず、私の顔色をうかがう母に、少しのめんどうくささを感じながらも、弱りきっていた私は、涙ながらに母に言った。

「そばにいてほしい……」

生まれてはじめて口に出した、母へのSOSだった。

私は、ずっと、こうやって母に甘えたかったのだ。

だけど、結婚していた時の母には、そんな余裕はなかった。

あの頃、背を向けて泣く母に、「私を見て」なんて、どうして言えただろう。


母は、うつの私に寄り添い続けた。

私は、母に、自分の抱えていた苦しみを吐き出した。

そうして、私と母は、和解した。

そこで、ようやく気付いたのだ。母は、私をどうでもいいと思っていたわけではなく、いつも、どうしていいかわからなかったのだと。

母の母——私にとっての祖母は、母が幼い時から、重いうつ病を患っていた。母が高校時代には長期入院をし、そんな中で、母は甘えることを知らずに育った。

だから、子どもをどう甘えさせてあげていいか、わからない。

母もまた、シック・マザーに育てられた子どもだったのだ。

母は、人づきあいが苦手で、何よりもスキンシップができない。

私自身、母からスキンシップを受けた経験がなく、それは、愛情を肌で感じることができないということと同義だった。

そんな私が、一般的に言う「母の愛情」を知ったのは、実は、夫の母、つまり義母を通してだった。

私が、うつでなかなか遊びに行けなかった時、久しぶりに訪れた私を、義母は「セリさーん」と言って、ぎゅうと抱きしめた。

「つらかったね。えらかったね」と、背をさすった。

出された料理にほとんど手を付けることができなかった私を責めることもなく、食後、寝室に連れて行き、一緒に毛布にくるまり、絵本を読んでくれた。

「私の欲しかった、母の愛がここにある」

そう思った。

私は、義母から「太陽みたいなお母さん」をもらったのだ。

そんな義母の息子だけあって、夫もまた、自然体のスキンシップのできる人だった。

私が、「境界性パーソナリティ障害」であるとわかった時、主治医は言った。

「境界性パーソナリティ障害は、子どもの頃、十分な愛情を受け取れなかったから起こることが多くあります。これから、愛情をもらって、育ちなおしていきましょう」と。

その日から、私と夫は、「生まれなおしの儀式」と名付けたコミュニケーションをはじめた。

朝、目が覚めると、私は卵のように丸くなり、夫を呼ぶ。すると、夫は、そんな私を撫でながら、こう声をかける。

「セリちゃん。大好きだよ。みんな、セリちゃんに会いたいよ。生まれておいで」

目を開けた私に、夫は、決まってこう言うのだ。

「生まれてくれて、ありがとう」

ずっと、実の母親から聞きたかった言葉を、私は、夫からもらうことで、シック・マザーを克服した。

シック・マザーは、克服できる。

私が、この本でもっとも希望を持てたのは、その部分だ。

数ある「毒親」系の本では、結局、「逃げろ」「捨てろ」としか言われていない。しかし、岡田先生は、歪んだ母子関係の双方をケアすることで、未来が開けると示している。

岡田先生の本は、誰も悪者にしない。すべてに理由があり、苦しみがあり、そして、乗り越えていくだけの力を持っていると信じてくれている。

たとえ絶望しかない関係でも、両者の味方になり、愛をそそぐ。

本書こそ、全肯定であり、シック・マザーに育てられた子や、シック・マザー自身を、明るい方向へと導いていく、救済の書なのである。

私は、本書を読んで、母に会いたくなった。

今すぐ、電話をかけてみようと思う。

「愛していた」「愛している」を伝えるために。

maternal depression: findings from the STAR D-Child Study." *Am J Psychiatry*. Epub 2011 Mar 15.

Wilcox, H. C., Kuramoto, S. J., Lichtenstein, P., Långström, N., Brent, D. A. & Runeson, B., "Psychiatric morbidity, violent crime, and suicide among children and adolescents exposed to parental death." *J Am Acad Child Adolesc Psychiatry*.49(5): 514-23, 2010.

Youngblut, J. M., Brooten, D., Singer, L. T., Standing, T., Lee, H. & Rodgers, W.L., "Effects of maternal employment and prematurity on child outcomes in single parent families." *Nurs Res*. 50(6): 346-55, 2001.

parental depression as an environmental liability for adolescent depression and childhood disruptive disorders." *Am J Psychiatry.* 165(9): 1148-54, 2008.

von Borczyskowski, A., Lindblad, F., Vinnerljung, B., Reintjes, R. & Hjern, A., "Familial factors and suicide: an adoption study in a Swedish National Cohort." *Psychol Med.* 41(4): 749-58, 2011, Epub 2010 Jul 7.

Wagner, A. W. & Linehan, M. M., "Facial expression recognition ability among women with borderline personality disorder: implications for emotion regulation?" *J PersDisord.* 13(4): 329-44, 1999.

Watanabe, M., Wada, K., Sakata, Y., Aratake, Y., Kato, N., Ohta, H. & Tanaka, K., "Maternity blues as predictor of postpartum depression: a prospective cohort study among Japanese women." *J PsychosomObstet Gynaecol.*29(3): 206-12, 2008.

Weinfield, N., Sroufe, A. Egeland, B., & Carlson, E., "The nature of individual differences in infant-caregiver attachment." In *Handbook of Attachment: Theory, Research and Clinical Application.* Edited by J. Cassidy and P. shaver, Guilford Press, 1999.

Weissman, M. M., Gammon, G. D., John, K., Merikangas, K. R., Warner, V., Prusoff, B. A. & Sholomskas, D., "Children of depressed parents. Increased psychopathology and early onset of major depression." *Arch Gen Psychiatry.*44(10): 847-53, 1987.

Weissman, M. M., Wickramaratne, P., Nomura, Y., Warner, V., Pilowsky, D. &Verdeli, H., "Offspring of depressed parents: 20 years later." *Am J Psychiatry.* 163(6):1001-8, 2006.

Wickramaratne, P., Gameroff, M. J., Pilowsky, D. J., Hughes, C. W., Garber, J., Malloy, E., King, C., Cerda, G., Sood, A. B., Alpert, J. E., Trivedi, M. H., Fava, M., Rush, A. J., Wisniewski, S. & Weissman, M. M., "Children of depressed mothers 1 year after remission of

Depression. Free Press, 2000.

Silver, E. J., Heneghan, A. M., Bauman, L. J. &Stein, R. E., "The relationship of depressive symptoms to parenting competence and social support in inner-city mothers of young children." *Matern Child Health J*. 10(1): 105-12, 2006.

Smalley, S. L., Bailey, J. N., Palmer, C. G., Cantwell, D. P., McGough, J. J., Del'Homme, M. A., Asarnow, J. R., Woodward, J. A., Ramsey, C. & Nelson, S. F., "Evidence that the dopamine D4 receptor is a susceptibility gene in attention deficit hyperactivity disorder." *Mol Psychiatry*. 3(5):427-30, 1998.

Sørensen, H. J., Mortensen, E. L., Wang, A. G., Juel, K., Silverton, L. & Mednick, S. A., "Suicide and mental illness in parents and risk of suicide in offspring: a birth cohort study." *Soc Psychiatry PsychiatrEpidemiol*. 44(9):748-51, 2009.

St Jonn-Seed, M. & Weiss, S., "Maternal expressed emotion as a predictor of emotional and behavioral problems in low birth weight children." *Issues Ment Health Nurs*. 23(6): 649-72, 2002.

Stoler, J. M. & Holmes, L. B., "Under-recognition of prenatal alcohol effects in infants of known alcohol abusing women." *J Pediatr*.135(4): 430-6, 1999.

Tompson, M. C., Pierre, C. B., Boger, K. D., McKowen, J. W., Chan, P. T. & Freed, R. D., "Maternal depression, maternal expressed emotion, and youth psychopathology." *J Abnorm Child Psychol*. 38(1): 105-17, 2010.

Toth, S. L., Rogosch, F. A., Sturge-Apple, M. & Cicchetti, D., "Maternal depression, children's attachment security, and representational development: an organizational perspective." *Child Dev*.80(1): 192-208, 2009.

Tronick, E. D., Als, H. & Brazelton, T. B., "Mutuality in mother-infant interaction." *J Commun*. 27(2):74-9, 1977.

Tully, E. C., Iacono, W. G. & McGue, M., "An adoption study of

O'Connor, M. J. & Paley, B., "The relationship of prenatal alcohol exposure and the postnatal environment to child depressive symptoms." *J Pediatr Psychol.* 31(1):50-64, 2006.

O'Connor, T. G. & Croft, C. M., "A twin study of attachment in preschool children." *Child Dev.* 72(5): 1501-11, 2001.

Pilowsky, D. J., Wickramaratne, P., Talati, A., Tang, M., Hughes, C. W., Garber, J., Malloy, E., King, C., Cerda, G., Sood, A. B., Alpert, J. E., Trivedi, M. H., Fava, M., Rush, A. J., Wisniewski, S. & Weissman, M. M., "Children of depressed mothers 1 year after the initiation of maternal treatment: findings from the STAR D-Child Study." *Am J Psychiatry.* 165(9): 1136-47, 2008.

Radke-Yarrow, M., Cummings, E. M., Kuczynski, L. & Chapman, M., "Patterns of attachment in two- and three-year-olds in normal families and families with parental depression." *Child Dev.* 56(4): 884-93, 1985.

Rutgers, A. H., Bakermans-Kranenburg, M. J., van Ijzendoorn, M. H., van Berckelaer-Onnes, I.A., "Autism and attachment: a meta-analytic review." *J Child Psychol Psychiatry.* 45(6): 1123-34, 2004.

Sampson, H., Messinger, S. & Towne, R., *Schizophrenic women: studies in marital crisis.* Atherton Press and Prentice-Hall, 1964.

Savonlahti, E., Pajulo, M. Ahlqvist, S., Helenius, H., Korvenranta, H., Tamminen, T. & Piha, J., "Interactive skills of infants with their high-risk mothers." *Nord J Psychiatry.* 59(2):139-47, 2005.

Shaw, D.S., Connell, A., Dishion, T. J., Wilson, M. N., Gardner, F., "Improvements in maternal depression as a mediator of intervention effects on early childhood problem behavior." *Dev Psychopathol.* 21(2):417-39, 2009.

Shaw, D.S., Bell, R.Q., & Gilliom, M. "A truly early starter model of antisocial behavior revisited." *Clinical Child and Family Psychology Review,* 3: 155-172, 2000.

Sheffield, A., *Sorrow's Web Overcoming the Legacy of Maternal*

and disorders in offspring: a community study." *Psychological Medicine* 32: 63-78, 2002.

Lucas-Thompson, R. G., Goldberg, W. A. & Prause, J., "Maternal work early in the lives of children and its distal associations with achievement and behavior problems: a meta-analysis." *Psychol Bull.*136(6):915 42, 2010.

Macfie, J. & Swan, S. A., "Representations of the caregiver-child relationship and of the self, and emotion regulation in the narratives of young children whose mothers have borderline personality disorder." *DevPsychopathol.* 21(3): 993-1011, 2009.

McLearn, K. T., Minkovitz, C. S., Strobino, D. M., Marks, E. & Hou, W., "The timing of maternal depressive symptoms and mothers' parenting practices with young children: implications for pediatric practice." *Pediatrics.* 118(1): e174-82, 2006.

Mitchell, A. M., Wesner, S., Garand, L., Gale, D. D., Havill, A. & Brownson, L., "A support group intervention for children bereaved by parental suicide." *J Child AdolescPsychiatr Nurs.* 20(1):3-13, 2007.

Miyake, Y., Tanaka, K., Sasaki, S. & Hirota, Y., "Employment, income, and education and risk of postpartum depression: The Osaka Maternal and Child Health Study." *J Affect Disord.*130(1-2), 2011.

Nair, P., Black, M. M., Schuler, M., Keane, V., Snow, L., Rigney, B. A. & Magder, L., "Risk factors for disruption in primary caregiving among infants of substance abusing women." *Child Abuse Negl.* 21(11): 1039-51, 1997.

NICHD Early Child Care Research Network, "Chronicity of maternal depressive symptoms, maternal sensitivity, and child functioning at 36 months." *Dev Psychol.*, 35(5):1297-310, 1999.

Niemi, L. T., Suvisaari, J. M., Haukka, J. K. & Lönnqvist, J. K., "Childhood predictors of future psychiatric morbidity in offspring of mothers with psychotic disorder: results from the Helsinki High-Risk Study." *Br J Psychiatry.* 186:108-14, 2005.

of diagnoses in children of women with unipolar and bipolar affective disorder." *Arch Gen Psychiatry.* 47(12): 1112-7, 1990.

Hay, D. F. & Pawlby, S., "Prosocial development in relation to children's and mothers' psychological problems." *Child Dev.*74(5):1314-27, 2003.

Herman, L. E., Acosta, M. C. & Chang, P. N., "Gender and attention deficits in children diagnosed with a Fetal Alcohol Spectrum Disorder." *Can J ClinPharmacol.* 15(3): e411-9, 2008.

Hussong, A. M., Huang, W., Curran, P. J., Chassin, L. & Zucker, R. A., "Parent alcoholism impacts the severity and timing of children's externalizing symptoms." *J Abnorm Child Psychol.* 38(3): 367-80, 2010.

Huttenlocher, J., Haight, W., Bryk, A., Seltzer, M., &Lyons, T., "Early vocabulary growth: relation to language input and gender." *Dev Psychol.* 27; 236–248, 1991.

Insel, T. R., "Is social attachment an addictive disorder?" *Physiol Behav.*79(3):351-7, 2003.

Koverola, C., Papas, M. A., Pitts, S., Murtaugh, C., Black, M. M. & Dubowitz, H. "Longitudinal investigation of the relationship among maternal victimization, depressive symptoms, social support, and children's behavior and development." *J Interpers Violence.* 20(12): 1523-46, 2005.

Kuramoto, S. J., Stuart, E. A., Runeson, B., Lichtenstein, P., Långström, N. &Wilcox, H. C., "Maternal or paternal suicide and offspring's psychiatric and suicide-attempt hospitalization risk." *Pediatrics.* 126(5): e1026-32, 2010.

Leonard, N. R., Gwadz, M. V., Cleland, C. M., Vekaria, P. C. & Ferns, B., "Maternal substance use and HIV status: adolescent risk and resilience." *J Adolesc.* 31(3): 389-405, 2008.

Lieb, R., Merikangas, K. R., Hofler, M., Pfister, H., Isensee, B. & Wittchen, H. U., "Parental alcohol use disorders and alcohol use

are less responsive to faces and voices." *Infant Behav Dev.* 32(3): 239-44, 2009.

Field, T., Diego, M., Hernandez-Reif, M. & Ascencio, A., "Prenatal dysthymia versus major depression effects on early mother-infant interactions: a brief report." *Infant Behav Dev.* 32(1): 129-31, 2009.

Figueroa, R., "Use of antidepressants during pregnancy and risk of attention-deficit/hyperactivity disorder in the offspring." *J DevBehavPediatr.*31(8):641-8, 2010.

Finkel, D. & Matheny, A. P. Jr., "Genetic and environmental influences on a measure of infant attachment security." *Twin Res.* 3(4):242-50, 2000.

Gerardin, P., Wendland, J., Bodeau, N., Galin, A., Bialobos, S., Tordjman, S., Mazet, P., Darbois, Y., Nizard, J., Dommergues, M.& Cohen, D., "Depression during pregnancy: is the developmental impact earlier in boys? a prospective case-control study." *J Clin Psychiatry.*72(3): 378-87, 2011, Epub 2010 Nov 30.

Greenberg, M., "Attachment psychopathology in childhood." In *Handbook of Attachment: Theory, Research and Clinical Application.* Edited by J. Cassidy and P. shaver, Guilford Press, 1999.

Grote, N. K. & Bledsoe, S. E., "Predicting postpartum depressive symptoms in new mothers: the role of optimism and stress frequency during pregnancy." *Health Soc Work.* 32(2): 107-18, 2007.

Grunebaum, H., Weiss, J.L., Cohler, B.J., Hartman, C.R. & Gallant, D.H., *Mentally ill Mothers and their Children.* The University of Chicago Press, 1975.

Halligan, S. L., Murray, L., Martins, C. & Cooper, P. J., "Maternal depression and psychiatric outcomes in adolescent offspring: a 13-year longitudinal study." *J Affect Disord.* 97(1-3):145-54, 2007.

Hammen, C., Burge, D., Burney, E. & Adrian, C., "Longitudinal study

M.& Najman, J. M., "Depression following marital problems: different impacts on mothers and their children? A 21-year prospective study." *Soc Psychiatry PsychiatrEpidemiol*. Epub 2010.

Conron, K. J., Beardslee, W., Koenen, K.C., Buka, S.L.& Gortmaker, S.L., "A longitudinal study of maternal depression and child maltreatment in a national sample of families investigated by child protective services." *Arch PediatrAdolesc Med*.163(10): 922-30, 2009.

Coyne, J. C., Thompson, R.& Palmer, S.C., "Marital quality, coping with conflict, marital complaints, and affection in couples with a depressed wife." *J Fam Psychol*. 16(1): 26-37, 2002.

Davé, S., Petersen, I., Sherr, L.&Nazareth, I., "Incidence of maternal and paternal depression in primary care: a cohort study using a primary care database." *Arch PediatrAdolesc Med*.164(11), 2010.

Davé, S., Sherr, L., Senior, R.& Nazareth, I., "Associations between paternal depression and behaviour problems in children of 4-6 years." *Eur Child Adolesc Psychiatry*. 17(5): 306-15, 2008.

Dietz, L. J., Jennings, K.D.& Abrew, A. J., "Social skill in self-assertive strategies of toddlers with depressed and nondepressed mothers." *J Genet Psychol*.166(1): 94-116, 2005.

Downey, G. & Coyne, J.C., "Children of depressed parents: an integrative review." *Psychol Bull*.108(1): 50-76, 1990.

Egeland, B. & Carlson, E., "Attachment and psychopathology." In *Attachment Issues in Psychopathology and Intervention*. Edited by L. Atkinson and S. Goldberg, Lawrence Erlbaum Associates, 2004.

Foster, C. J., Garber, J.& Durlak, J.A., "Current and past maternal depression, maternal interaction behaviors, and children's externalizing and internalizing symptoms." *J Abnorm Child Psychol*. 36(4): 527-37, 2008.

Field, T., Diego, M. & Hernandez-Reif, M., "Depressed mothers' infants

associations between perceived parent-child relationship quality and depressive symptoms in adolescence." *J Abnorm Child Psychol.* 38(6): 751-63, 2010.

Brown, A. C., Sandler, I.N., Tein, J.Y., Liu, X.& Haine, R.A., "Implications of parental suicide and violent death for promotion of resilience of parentally-bereaved children." *Death Stud.* 31(4): 301-35, 2007.

Burke, L., "The impact of maternal depression on familial relationships." *Int Rev Psychiatry.*15(3): 243-55, 2003.

Campbell, S. B., Brownell, C.A., Hungerford, A., Spieker, S.I., Mohan, R.&Blessing, J.S., "The course of maternal depressive symptoms and maternal sensitivity as predictors of attachment security at 36 months." *DevPsychopathol.* 16(2): 231-52, 2004.

Caspers, K., Yucuis, R., Troutman, B., Arndt, S., Langbehn, D., "A sibling adoption study of adult attachment: the influence of shared environment on attachment states of mind." *Attach Hum Dev.* 9(4): 375-91, 2007.

Caspers, K. M., Paradiso, S., Yucuis, R., Troutman, B., Arndt, S. & Philibert, R., "Association between the serotonin transporter promoter polymorphism (5-HTTLPR) and adult unresolved attachment." *Dev Psychol.* 45(1): 64-76, 2009.

Cicchetti, D., Rogosch, F. A. & Toth, S. L., "Maternal depressive disorder and contextual risk: contributions to the development of attachment insecurity and behavior problems in toddlerhood." *DevPsychopathol.* 10(2): 283-300, 1998.

Chronis, A. M., Lahey, B. B., Pelham, W. E.Jr., Williams, S. H.& Baumann, B. L., Kipp, H., Jones, H.A.&Rathouz, P.J., "Maternal depression and early positive parenting predict future conduct problems in young children with attention-deficit/hyperactivity disorder." *Dev Psychol.* 43(1):70-82, 2007.

Clavarino, A., Hayatbakhsh, M. R., Williams, G. M., Bor, W., O'Callaghan,

岡田尊司『境界性パーソナリティ障害』幻冬舎新書　2009
岡田尊司『うつと気分障害』幻冬舎新書　2010
岡田尊司『医療少年院——子どもを取り巻く環境要因と複雑性発達障害』「精神科治療学」21（12）;1319-23、2006

Akman, C., Uguz, F. &Kaya, N., "Postpartum-onset major depression is associated with personality disorders." *Compr Psychiatry*.48(4): 343-7, 2007.

Bagner, D. M., Pettit, J. W., Lewinsohn, P. M. &Seeley, J. R., "Effect of maternal depression on child behavior: a sensitive period?" *J Am Acad Child Adolesc Psychiatry*.49(7): 699-707, 2010.

Beardslee, W. R., Gladstone, T. R., Wright, E. J. & Cooper, A. B., "A family-based approach to the prevention of depressive symptoms in children at risk: evidence of parental and child change." *Pediatrics*.112(2): e119-31, 2003.

Beck, C. T., "Postpartum depression: it isn't just the blues." *Am J Nurs*.106(5): 40-50, 2006.

Bell, S. M. &Ainsworth, M. D., "Infant crying and maternal responsiveness." *Child Dev*. 43(4): 1171-90, 1972.

Benute, G. R., Nomura, R. M., Reis, J. S., Fraguas Junior, R., Lucia, M. C. & Zugaib, M., "Depression during pregnancy in women with a medical disorder: risk factors and perinatal outcomes." *Clinics* (Sao Paulo).65(11):1127-31, 2010.

Bohon, C., Garber, J. & Horowitz, J. L., "Predicting school dropout and adolescent sexual behavior in offspring of depressed and nondepressed mothers." *J Am Acad Child Adolesc Psychiatry*.46(1): 15-24, 2007.

Boyle, M. H. & Pickles, A. R., "Influence of maternal depressive symptoms on ratings of childhood behavior." *J Abnorm Child Psychol*. 25(5): 399-412, 1997.

Branje, S.J., Hale, W. W., 3rd, Frijns, T.& Meeus, W.H., "Longitudinal

参考文献

D. W. ウィニコット『情緒発達の精神分析理論』牛島定信訳　岩崎学術出版社　1977

D. W. ウィニコット『子どもと家庭　その発達と病理』牛島定信監訳　誠信書房　1984

エルジビエータ・エティンガー『アーレントとハイデガー』大島かおり訳　みすず書房　1996

ミシェル・シュリア『G・バタイユ伝』上下　西谷修、中沢信一、川竹英克訳　河出書房新社　1991

G・バタイユ『眼球譚（初稿）』生田耕作訳　河出文庫　2003

ビビアン・プライア、ダーニャ・グレイサー『愛着と愛着障害』加藤和生監訳　北大路書房　2008

エリザベス・ヤング＝ブルーエル『ハンナ・アーレント伝』荒川幾男、原一子、本間直子、宮内寿子訳　晶文社　1999

ジークムント・フロイト『ある幼児期神経症の病歴より』小此木啓吾訳「フロイト著作集９」井村恒郎他編　人文書院　1983

ジョーン・ペイザー『もうひとつのラプソディ―ガーシュインの光と影』小藤隆志訳　青土社　1994

ジョン・ボウルビィ『ボウルビィ 母子関係入門』作田勉監訳　星和書店　1981

テリー・M・リヴィー、マイケル・オーランズ『愛着障害と修復的愛着療法　児童虐待への対応』藤岡孝司、ATH研究会訳　ミネルヴァ書房　2005

D・H・ロレンス『息子と恋人』伊藤整訳「世界文学全集38 ロレンス」河出書房新社　1967

岡田尊司『人格障害の時代』平凡社新書　2004

岡田尊司『自己愛型社会』平凡社新書　2006

岡田尊司『パーソナリティ障害』PHP新書　2004

岡田尊司『パーソナリティ障害がわかる本』法研　2006

本書は二〇一一年六月、『シック・マザー』として筑摩書房より刊行された。

パーソナリティ障害がわかる本　岡田尊司

性格は変えられる。「パーソナリティ障害」を「個性」に変えるために、本人や周囲の人がどう対応し、どう工夫したらよいかがわかる。（山登敬之）

子は親を救うために「心の病」になる　高橋和巳

子は親が好きだからこそ「心の病」になり、親を救おうとしている。精神科医である著者が説く、親子という「生きづらさ」の原点とその解決法。

人は変われる　高橋和巳

人は大人になった後でこそ、自分を変えられる。多くの事例をあげ「運命を変えて、どう生きるか」を考察した名著、待望の文庫化。（中江有里）

消えたい　高橋和巳

自殺欲求を「消えたい」と表現する、親から虐待された人々。彼らの育ち方、その後の人生、苦しみを丁寧にたどり、人間の幸せの意味を考える。（橋本治）

心の底をのぞいたら　なだいなだ

つかまえどころのない自分の心。知りたくてたまらない他人の心。謎に満ちた心の中を探検し、無意識の世界へ誘う心の名著。（香山リカ）

こころの医者のフィールド・ノート　中沢正夫

こころの病に倒れた人と一緒に悲しみ、怒り、闘う医師がいる。病ではなく〝人〟のぬくもりをしみじみと描く感銘深い作品。（沢野ひとし）

自分を支える心の技法　名越康文

対人関係につきものの怒りに気づき、「我慢する」のでなく、それを消すことをどう続けていくか。人気精神科医からのアドバイス。長いあとがきを附す。

増補新版　いま、地方で生きるということ　西村佳哲

どこで生きてゆくか、何をして生きてゆくか？　自分の仕事や暮らしを、自分たちでつくる幸福論。8年後のインタビューを加えた決定版。

加害者は変われるか？　信田さよ子

家庭という密室で、DVや虐待は起きる。「普通の人」がなぜ？　加害者を正面から見つめ分析し、再発を防ぐ考察につなげた、初めての本。（牟田和恵）

私の脳で起こったこと　樋口直美

「レビー小体型認知症」本人による、世界初となる自己観察と思索の記録。認知症とは、人間とは、生きるとは何かを考えさせる。（伊藤亜紗）

たましいの場所　早川義夫

「恋をしていいのだ。今を歌っていくのだ」。心を揺るがす本質的な言葉。文庫用に最終章を追加。帯文＝宮藤官九郎　オマージュエッセイ＝七尾旅人

新版 いっぱしの女　氷室冴子

時を経てなお生きる言葉のひとつひとつが、呼吸を楽にしてくれる――。大人気小説家・氷室冴子の名作エッセイ、待望の復刊！（町田そのこ）

買えない味　平松洋子

一晩寝かしたお芋の煮っころがし、土瓶で淹れた番茶、風にあてた干し豚の滋味……日常の中にこそある、おいしさを綴ったエッセイ集。（中島京子）

花の命はノー・フューチャー　ブレイディみかこ

移民、パンク、LGBT、貧困層。地べたから見た英国社会をスカッとした笑いとともに描く。200頁分の大幅増補！　推薦文＝佐藤亜紀（栗原康）

絶叫委員会　穂村弘

町には、偶然生まれては消えてゆく無数の詩が溢れている。不合理でナンセンスで真剣だからこそ可笑しい、天使的な言葉たちへの考察。（南伸坊）

日本美術応援団　赤瀬川原平　山下裕二

雪舟の「天橋立図」凄いけどどこかヘン⁉　光琳にはなくて宗達にはある〝乱暴力〟とは？　教養主義にとらわれない大胆不敵な美術鑑賞法‼

自分の謎　赤瀬川原平

「眼の達人」が到達した傑作絵本。なぜ私は、ここにいるのか。自分が自分である不思議について。「こどもの哲学　大人の絵本」第1弾。（タナカカツキ）

四角形の歴史　赤瀬川原平

四角い画面。四角いファインダー。その四角形はどこからやってきたのだろう？「こどもの哲学　大人の絵本」第2弾。（ヨシタケシンスケ）

なめくじ艦隊　古今亭志ん生

〝空襲から逃れたい〟、〝向こうには酒がいっぱいある〟という理由で満州行きを決意。存分に自我を発揮して自由に生きた落語家の半生。（矢野誠一）

びんぼう自慢　古今亭志ん生　小島貞二編・解説

「貧乏はするものじゃありません。味わうものですな」その生き方が落語そのものと言われた志ん生が自らの人生を語り尽くす名著の復活。

ちくま文庫

病《や》める母親《ははおや》とその子《こ》どもたち
――シック・マザーを乗《の》り越《こ》える

二〇二二年五月十日　第一刷発行

著者　岡田尊司（おかだ・たかし）
発行者　喜入冬子
発行所　株式会社　筑摩書房
東京都台東区蔵前二―五―三　〒一一一―八七五五
電話番号　〇三―五六八七―二六〇一（代表）
装幀者　安野光雅
印刷所　中央精版印刷株式会社
製本所　中央精版印刷株式会社

ISBN978-4-480-43803-4 C0111